L'Alimentation santé

ISBN : 978-2-73391-460-1

Illustrations : DR

355, rue de la Montagne Noire
31750 Escalquens
www.grancher.com
grancher@piktos.fr

Mes conseils *naturo*

L'Alimentation santé

Retrouvez une vitalité oubliée
Stabilisez votre poids
Stimulez vos mécanismes d'autoguérison

Sylvie Rose Audemard

Grancher

PRÉAMBULE

Naturopathe de formation, spécialiste de la nutrition et de la santé du système digestif, j'ai fait le constat que la plupart des gens que j'accompagne méconnaissent le fonctionnement de leur corps ainsi que les éléments qui régissent son équilibre naturel et n'ont pas conscience du rôle pourtant primordial de l'alimentation sur des maux pour lesquels ils viennent me consulter : manque de vitalité, problèmes digestifs, de peau ou de poids...

Dans ma pratique, j'explique ces notions et, en accompagnant le changement alimentaire, les personnes retrouvent progressivement vitalité, énergie et un poids stable. Plus question de régimes et de privations dès lors que les principes d'une alimentation en rapport avec notre physiologie ont été adoptés !

Ne pas se sentir en forme n'est pas une fatalité !

Combien de fois ai-je entendu des personnes me dire « je suis fatigué.e, comme tout le monde » ou bien « j'ai pris du poids, c'est normal avec l'âge » ! Or, nous sommes programmés pour rester en forme jusqu'à la fin de notre vie, à condition d'entretenir correctement cette merveilleuse machine qu'est notre corps !

L'objectif de la naturopathie est de relancer les fonctions perturbées et de stimuler les mécanismes d'autoguérison en évaluant les surcharges et les carences. L'alimentation est la base de tout rééquilibrage par lequel chacun peut retrouver sa vitalité naturelle.

Les résultats obtenus et le retour enthousiaste des personnes qui ont pu stabiliser leur poids, retrouver une vitalité oubliée et améliorer leur état général m'ont encouragée à partager mes connaissances, comme je le fais en consultation.

Il existe de nombreux ouvrages sur la nutrition, la naturopathie, le rôle de l'intestin dans la préservation de la santé, d'autres sur le rôle de l'alimentation sur la santé en général, pour le cerveau ou pour avoir une belle peau, ainsi que de nombreux livres de recettes saines ou bien pour maigrir. Certains ouvrages très pointus abordent un sujet précis, d'autres fournissent des informations plus générales qui semblent parfois contradictoires. Or, c'est en ayant une vision d'ensemble que l'on peut comprendre ce qui est bon pour soi.

C'est pourquoi j'ai souhaité réunir dans un seul livre toutes les informations nécessaires pour aborder l'alimentation santé, c'est-à-dire à la fois la compréhension des bases de la nutrition en relation avec le fonctionnement de notre corps, les fondamentaux de la naturopathie et des grandes tendances en matière d'alimentation, sans oublier une partie pratique avec une sélection de recettes et de menus répondant à ces principes.

QU'EST-CE QUE LA NATUROPATHIE ?

Selon l'Organisation mondiale de la Santé, « la naturopathie est un ensemble de méthodes de soins visant à renforcer les défenses de l'organisme par des moyens considérés comme naturels et biologiques ». La naturopathie se fonde sur le principe de la force vitale qui permet à l'organisme de se défendre – donc de rester en bonne santé – et de favoriser le retour à la santé en cas de maladie. Cette énergie vitale est propre à chaque individu et tend à diminuer quand elle est sollicitée en excès. La force vitale sous-tend le principe d'autoguérison, qui n'est rien d'autre que la disposition naturelle du corps humain à réagir face aux agressions : fièvre pour lutter contre une infection, diarrhée, toux pour purifier l'organisme, cicatrisation, consolidation des fractures... Le corps dispose naturellement de capacités de régénération et de guérison qu'il convient de préserver.

Stimuler les mécanismes d'autoguérison, c'est simplement soutenir les capacités naturelles du corps à lutter contre les virus et les infections, éliminer les toxines, les cellules qui dégénèrent en évitant les carences qui entraînent de nombreux dysfonctionnements mais aussi les surcharges, sources de maladies métaboliques et d'encrassement de l'organisme. La force vitale diminue quand ses capacités sont trop sollicitées, l'organisme doit alors se reposer.

La naturopathie est une approche globale de la santé qui prend en considération tous les aspects de la personne, autant physiques que psychiques, pour maintenir l'organisme dans un équilibre naturel ou pour relancer les fonctions perturbées et stimuler les mécanismes d'autoguérison. Elle s'appuie principalement sur l'hygiène nutritionnelle (diététique, cures saisonnières...), l'activité physique, la respiration et l'équilibre psychique (gestion des émotions et du stress, relation d'aide...). Le naturopathe propose des techniques manuelles comme la réflexologie, les massages, l'hydrologie (bains, thalassothérapie...), des techniques respiratoires et utilise les vertus des plantes pour revitaliser, drainer, stimuler l'organisme et contribuer ainsi à conserver ou restaurer le fonctionnement le plus harmonieux possible, en restaurant la force vitale autant que faire se peut.

Avant tout préventive, la naturopathie cherche à corriger les déséquilibres qui s'installent au fil du temps, en agissant sur les causes de ces déséquilibres et non sur les symptômes. Le rôle du naturopathe est d'amener chacun à être responsable et autonome vis-à-vis de sa santé.

Un bilan en naturopathie consiste en un entretien approfondi (appelé anamnèse) qui permet d'évaluer la qualité du terrain et les dysfonctionnements, la présence ou non de surcharges, de carences, et de rechercher la cause des symptômes. Les conseils qui découlent de ce bilan de vitalité ont pour objectif de stimuler la force vitale et s'inscrivent dans le cadre d'une prévention primaire, indissociable du bon sens en termes d'hygiène de vie (alimentation, respiration et oxygénation, alternance travail/repos...).

La naturopathie est simplement l'art de rester en bonne santé par des moyens naturels. L'alimentation santé qui vise à éviter les surcharges et les carences est la base sans laquelle toute correction du terrain serait vaine et inutile.

La première partie du livre, un peu « technique », vise à expliquer les fondamentaux de la nutrition car en pratique, il s'avère peu efficace de suivre des règles sans en comprendre les fondements. C'est en effet par la compréhension que l'on s'approprie le savoir et que l'on peut faire des choix pertinents pour soi. Ma démarche vise à l'autonomie : c'est en ayant compris et intégré le fonctionnement du corps humain, les principes de la nutrition et l'apport de la naturopathie que chacun pourra ensuite trouver son propre fonctionnement.

La deuxième partie du livre traite de l'alimentation sous l'angle de la naturopathie et aborde les cures de détox, l'alimentation vivante ou encore la question du gluten afin que chacun puisse décider de ce qui est fondé pour optimiser son mode alimentaire propre.

Enfin, la dernière partie est le fruit d'années de pratique et de retours d'expériences. Cette partie plus pratique permettra à chacun de trouver un cadre pour amorcer – ou confirmer – un changement de mode alimentaire, plus proche de la nature profonde de l'être humain en vue d'une harmonisation globale. Cette partie se présente sous forme de fiches pratiques pour que vous puissiez vous y référer aisément et mettre en œuvre ces changements plus facilement.

INTRODUCTION

LE FONCTIONNEMENT DE L'ORGANISME SOUS L'ANGLE DE LA NATUROPATHIE, PRINCIPES DE SANTÉ

En naturopathie, le terrain est à l'individu ce que la terre est à la nature. La nature d'un sol dépend de son climat, de son environnement, de la façon dont il est entretenu, nourri, drainé, laissé au repos. Comme pour la terre, le terrain de l'être humain est la rencontre de son hérédité, de sa constitution et de la façon dont il a évolué, qui dépend de la façon dont il a été entretenu. Le terrain peut être surchargé de déchets, ou carencé, il peut avoir été préservé ou surexploité.

Pour le physiologiste Claude Bernard (1813-1878), le terrain était le milieu intérieur, c'est-à-dire le sang et la lymphe dans lesquels baignent les cellules de notre corps. « Le microbe n'est rien, le terrain est tout », aurait dit Louis Pasteur (1822-1895) durant les derniers jours de sa vie, reconnaissant ainsi à Claude Bernard et à Antoine Béchamp (1816-1908) cette notion de terrain. En clair, les microbes auront plus de chances de se développer sur un terrain propice.

Le terrain est dépendant de notre hérédité, de notre histoire personnelle, de notre mode de vie et de notre hygiène de vie. Il est évolutif. De ce terrain dépend notre santé, qui ne se limite pas à l'absence de maladie mais est « un état de complet bien-être physique, mental et social » d'après la définition de l'Organisation mondiale de la Santé.

L'alimentation, l'élimination et l'équilibre psychique sont les piliers d'un terrain solide, propice à la santé.

L'alimentation procure l'énergie dont nous avons besoin mais aussi les nutriments essentiels à notre vitalité et à une santé optimale. La digestion permet d'assimiler ce que nous absorbons. Si cette digestion est perturbée, alors non seulement l'assimilation l'est aussi mais encore des processus de fermentation ou de putréfaction apparaissent, générant, au-delà de l'inconfort ressenti, des toxines qui vont encrasser l'organisme.

L'élimination permet d'évacuer ces toxines et déchets hors du corps par le biais de portes de sortie, qu'on appelle émonctoires : les reins qui filtrent les substances toxiques présentes dans le sang puis les éliminent dans l'urine, les intestins qui évacuent les toxines qui proviennent de l'alimentation, les poumons pour les déchets gazeux et la peau par le biais de la sueur et du sébum. Le foie a un rôle majeur car c'est lui qui détoxifie, trie et permet d'évacuer vers les intestins ou les reins. Si l'élimination n'est pas possible, les toxines resteront dans l'organisme, dans les tissus, les cellules et vont l'encrasser, pouvant entraîner à terme des maladies d'encrassement, notamment certaines formes d'arthrose, la goutte, certaines céphalées, l'obésité... Une élimination adéquate passe donc en premier lieu par une bonne digestion mais aussi par des activités physiques adaptées qui stimulent l'élimination des déchets (grâce à la sudation et aux échanges respiratoires), favorisent le travail intestinal et le drainage des tissus sollicités lors des exercices.

Enfin, l'harmonie psychique, sans laquelle la santé ne saurait être optimale, passe par la connaissance de soi qui permet d'être en accord avec la vie qui est en nous, et d'affronter les difficultés et conflits, de les « digérer ».

L'alimentation, essentielle à l'équilibre physiologique, a aussi un impact sur le psychisme. Une alimentation riche en végétaux et pauvre en excitants harmonise alors que l'abus de café, de sucre et de tabac entraîne des déséquilibres de terrain, l'agitation et la nervosité.

L'objectif de la naturopathie est de relancer les fonctions perturbées et de stimuler les mécanismes d'autoguérison. L'alimentation selon les principes de la naturopathie est la base de tout rééquilibrage par lequel chacun peut retrouver sa vitalité naturelle. Car si la nourriture fournit l'énergie vitale, elle peut aussi, lorsqu'elle est transformée, inadaptée ou excessive, mettre fin à la vie. La vitalité bien équilibrée est une force puissante, qui confère énergie et efficacité et permet à chacun de rayonner et d'attirer à soi les opportunités.

Première partie

Les fondamentaux

CHAPITRE 1

BASES DE DIÉTÉTIQUE

QUELQUES DÉFINITIONS

La diététique étudie l'alimentation équilibrée et tient compte des aspects culturels et sociaux ainsi que des spécificités énergétiques et nutritionnelles des aliments et des modes de cuisson et de conservation.

La nutrition est l'approvisionnement du corps en matières premières (nutriments et oxygène), le transport des matières (par la circulation sanguine) et l'élimination des déchets (excréments et urine).

Le métabolisme est l'ensemble des réactions (catabolisme et anabolisme) qui ont lieu dans les cellules de l'organisme. Le catabolisme consiste en la dégradation des molécules énergétiques pour extraire de l'énergie alors que l'anabolisme est la synthèse des constituants nécessaires à la fabrication et au fonctionnement des cellules. Le métabolisme basal est l'ensemble des réactions qui permettent de maintenir l'organisme en vie. Il correspond aux besoins énergétiques minimaux.

La digestion est la transformation mécanique et chimique dans le tube digestif des aliments en éléments simples (glucides, lipides, protéines, vitamines, oligoéléments, sels minéraux), appelés aussi nutriments.

L'absorption est le passage des nutriments dans le sang et la lymphe pour être distribués dans l'organisme, puis assimilés, c'est-à-dire utilisés par les cellules du corps. L'absorption des nutriments se fait principalement dans l'intestin grêle sauf pour l'alcool, certains médicaments comme l'aspirine et les acides gras à chaîne courte pour lesquels l'absorption se fait dans l'estomac.

Les constituants de base de notre alimentation sont les lipides, les glucides, les protéines, les vitamines, les oligoéléments, les minéraux et l'eau.

LA DIGESTION

La digestion comporte plusieurs étapes. Les informations qui suivent peuvent paraître un peu techniques mais nous serviront plus loin pour comprendre quel type d'alimentation est adapté pour préserver santé et vitalité.

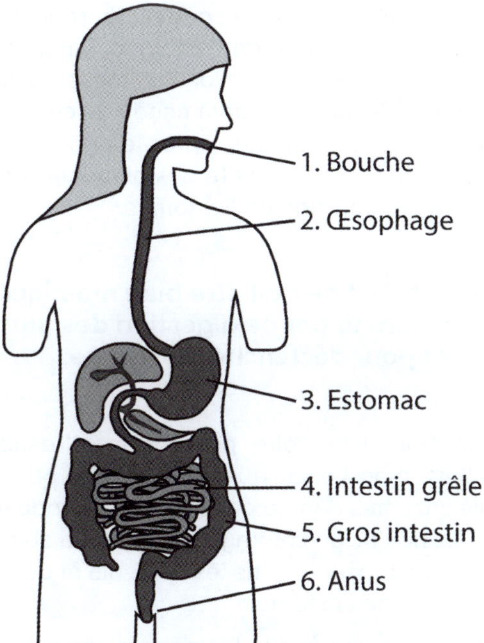

1. Dans la bouche, les aliments sont mastiqués et broyés (action mécanique). Ils subissent aussi une action chimique avec les enzymes présentes dans la salive, principalement l'amylase salivaire, qui transforme l'amidon, un glucide complexe présent dans les féculents, en molécules plus petites. Sans une mastication correcte, les féculents ne pourront pas être bien dégradés et peuvent provoquer des ballonnements et des gaz une fois arrivés dans les intestins. Quand on avale une bouchée, elle doit être bien imprégnée de salive et bien broyée. L'amylase salivaire contenue dans la salive va agir (c'est-à-dire continuer de dégrader les amidons) pen-

dant une heure environ (selon le contenu du repas). Elle sera ensuite inactivée par l'acidité de l'estomac. En outre, la mastication a pour conséquence l'envoi d'un message de satiété à l'hypothalamus. Ce message commande au cerveau d'arrêter de manger environ 15 minutes après le début du repas en fonction de la valeur nutritionnelle des aliments consommés et du niveau de remplissage de l'estomac.

Chaque bouchée doit être bien mastiquée pour permettre la bonne digestion des glucides et pour déclencher la satiété.

2. Ensuite, le bol alimentaire passe dans l'œsophage et arrive dans l'estomac. Le suc gastrique sécrété par l'estomac contient trois enzymes dont la pepsine qui dégrade les protéines mais aussi de l'acide chlorhydrique qui tue de nombreux micro-organismes présents dans les aliments et du mucus qui protège les parois de l'estomac.

3. L'estomac est un réservoir dans lequel la nourriture est brassée et déversée progressivement dans les intestins qui ne peuvent pas digérer et absorber beaucoup de nourriture en même temps. La nourriture brassée et malaxée par l'estomac est une bouillie (appelée chyme) qui va être évacuée par petites quantités dans le duodénum (première partie de l'intestin). Il faut compter entre deux et quatre heures pour évacuer complètement le contenu de l'estomac (1 à 20 minutes pour de l'eau). Les aliments riches en glucides n'y restent pas longtemps. Un repas trop copieux peut être très long à digérer et provoquer des lourdeurs, des ballonnements et autres désagréments liés à la digestion dans l'estomac.

4. Dans le duodénum (la première partie de l'intestin grêle), le chyme s'imprègne de bile et de sucs pancréatiques (des enzymes) qui vont permettre à la digestion de se poursuivre dans l'intestin grêle (les enzymes pancréatiques en provenance du pancréas et la bile en provenance de la vésicule biliaire arrivent dans le duodénum). La dégradation des aliments s'achève dans l'intestin grêle et les nutriments peuvent être absorbés (90 % des nutriments sont absorbés dans l'intestin grêle, le reste se produit dans l'estomac et le gros intestin). Les nutriments vont dans les vaisseaux sanguins et lymphatiques. L'intestin grêle mesure six mètres de long ! Il est constitué de nombreux replis dont le rôle est d'augmenter la surface de contact avec les aliments, favorisant ainsi la capacité d'absorption des nutriments dans le sang. Le chyme (la bouillie en provenance de l'estomac) reste de trois à cinq heures dans l'intestin grêle.

5. Le chyme arrive ensuite dans le gros intestin (constitué du côlon ascendant, du côlon transverse, du côlon descendant et du côlon sigmoïde terminé par le rectum et le canal anal). Le côlon absorbe une quantité d'eau importante et le chyme devient solide, formant les fèces qui seront éliminées par la défécation. Cette étape dure de trois à dix heures, parfois plus et parfois moins s'il y a des problèmes digestifs, principalement dus à une alimentation inappropriée. Dans le côlon, il peut rester des glucides non digérés, qui seront fermentés par des bactéries. C'est ce qui provoque les gaz. Rappelez-vous l'importance de bien mastiquer les aliments pour commencer la digestion des glucides ! Les bactéries participent aussi à la dégradation des résidus de protéines. Les bactéries présentes dans le gros intestin s'appellent la flore intestinale. Notre tube digestif héberge cent mille milliards de bactéries ! Ces bactéries amies qui nous protègent des bactéries nocives, permettent de détruire certains déchets et terminent la digestion des résidus non digérés. Ces bactéries doivent être préservées par une alimentation adéquate, nous en reparlerons plus loin (voir page 84).

6. Les fèces (ou selles), rejetées par l'anus, sont principalement constituées de matières indigestibles en provenance des aliments, de bactéries, de cellules en provenance de la muqueuse du tube digestif et d'eau.

CHAPITRE 2

LES NUTRIMENTS : PROTÉINES, LIPIDES ET GLUCIDES

Protéines, lipides et glucides sont des nutriments qui peuvent être décomposés en petites unités.

LES PROTÉINES

Les petites unités des protéines sont les acides aminés. Plusieurs acides aminés forment des peptides et plusieurs peptides des protéines.

Le terme de protide regroupe les peptides, les protéines et les acides aminés.

Les protéines sont constituées d'acides aminés. Les acides aminés essentiels, au nombre de neuf, sont ceux que le corps humain ne peut pas synthétiser (produire lui-même) et qui doivent impérativement être apportés par l'alimentation chaque jour car il n'y a pas de réserve dans l'organisme. Ils ne sont pas stockés, l'excédent est éliminé.

On appelle protéine complète l'apport simultané de ces neuf acides aminés. Le corps utilisera ces acides aminés à hauteur du plus faible des neuf. C'est-à-dire que si, au cours de la journée, il y a 20 % d'un des neuf acides aminés, alors on assimile seulement 20 % de l'ensemble ! Ce qui reste sert de carburant et est transformé en glucides et en graisses.

Les acides aminés ont un rôle dans la construction et le renouvellement des cellules : les muscles bien entendu mais aussi la peau, les ongles, le sang... Ils sont indispensables à la croissance et à la réparation du corps humain.

Les neuf acides aminés qui doivent être apportés par l'alimentation sont :

- l'isoleucine ;
- la leucine ;
- la lysine ;
- la méthionine (+ la cystéine, les besoins en méthionine sont moindres quand la cystéine est présente) ;
- le tryptophane ;
- la phénylalanine ;
- la thréonine ;
- la valine ;
- l'histidine (indispensable à la croissance des enfants).

Vous les trouverez dans le tableau ci-joint[1]. La teneur globale en protéines comprend tous les acides aminés et pas seulement les 9 AA essentiels. Les valeurs sont exprimées en g/100 g, excepté pour le yaourt nature (portion de 125 ml).

1. Source www.monalimentation.org

Aliments (cuits)	Teneur globale en protéines pour 100 g	Acides aminés essentiels (g/100 g)								
		Isoleucine	Leucine	Lysine	Méthio-nine	Trypto-phane	Phényla-lanine	Thréo-nine	Valine	Histi-dine
Bœuf (entrecôte)	25	9,2	16,5	17	8,9	4	8,3	7,6	10,1	5,9
Poisson (espadon)	23	1,1	1,9	2,2	0,7	0,27	0,92	1	1,2	0,7
Œuf (2 petits œufs coque)	12	0,65	1,1	0,9	0,39	2	0,69	0,56	0,81	0,3
Yaourt nature (125 ml)	4,6	0,3	0,46	0,43	0,12	0,064	0,28	0,29	0,27	0,13
Gruyère	30	1,6	3,1	2,7	0,82	0,42	1,7	1,1	2,2	1,1
Quinoa	6	0,16	0,26	0,24	0,096	0,052	0,19	0,13	0,19	0,13
Lentilles	9	0,39	0,65	0,63	0,077	0,081	0,45	0,32	0,45	0,25
Haricots rouges	9	0,4	0,73	0,63	0,14	0,11	0,49	0,38	0,48	0,25
Riz brun	2,6	0,11	0,21	0,099	0,058	0,033	0,13	0,095	0,15	0,066
Pâtes blanches	5,3	0,22	0,38	0,17	0,1	0,067	0,26	0,17	0,25	0,11
Sarrasin	13	0,5	0,83	0,67	0,17	0,19	0,52	0,51	0,68	0,31
Amandes	21	0,75	1,5	0,57	0,16	0,21	1,1	0,6	0,86	0,54
Noix (de Grenoble)	15	0,63	1,2	0,42	0,24	0,17	0,71	0,6	0,75	0,39

LES LIPIDES

Les petites unités des lipides alimentaires sont les acides gras et le glycérol.

Les lipides, qu'on appelle aussi graisse, sont majoritairement des « triglycérides », c'est-à-dire des molécules qui comportent trois acides gras fixés sur une molécule de glycérol.

Les lipides contribuent, avec les protéines et les glucides, à l'apport énergétique. Leur fonction est double :

▶ réserve d'énergie quand ils sont stockés dans le tissu adipeux, qui est aussi un isolant thermique permettant de maintenir la température du corps ;

▶ rôle dans la structure des cellules puisque les lipides sont des constituants des membranes cellulaires (c'est le cas des glycérophospholipides, glycolipides, cholestérol) qu'ils entourent et protègent.

Les lipides sont également essentiels pour fabriquer les hormones sexuelles. C'est à partir du cholestérol que l'organisme fabrique les œstrogènes, la progestérone et la testostérone. Dans l'organisme, le cholestérol provient principalement d'une synthèse par l'organisme lui-même, la part du cholestérol en provenance de l'alimentation est en effet faible. Comme les autres lipides, il est transporté dans le sang par deux types de lipoprotéines (des « transporteurs ») :

▶ les HDL (High Density Lipoprotein), aussi appelés « bon cholestérol », qui transportent le cholestérol vers le foie, où il va être dégradé ;

▶ les LDL (Low Density Lipoprotein) et VLDL (Very Low Desity Lipoprotein), appelés « mauvais cholestérol », qui transportent le cholestérol vers les cellules de l'organisme. Leur accumulation dans le sang en cas d'excès étant suspecté de former des dépôts dans les artères.

L'Agence nationale de sécurité sanitaire recommande de consommer environ 100 grammes de lipides par jour. En tout cas, il ne faut jamais descendre en dessous de 1 g/kg de poids. Une bonne répartition entre les différents types d'acides gras est importante, nous verrons cela en détail un peu plus loin (voir page 56). Par exemple :

- 1 œuf = 11 g de lipides ;
- 2 cuillères à soupe d'huile d'olive = 24 g de lipides ;
- 25 amandes (30 g) = 14 g de lipides ;
- 2 petits carrés de chocolat noir (10 g) = 5 g de lipides.

LES GLUCIDES

En ce qui concerne les glucides, les unités sont appelées les oses (glucose, fructose et galactose).

On distingue les sucres simples, de petite taille (composés d'une ou deux molécules de sucre), que l'on trouve dans le sucre, les bonbons, la confiture, les boissons sucrées et les fruits, des sucres complexes digestibles (amidon) présents dans les céréales et les légumineuses, les pommes de terre, les légumes racines. Les fibres non digestibles (cellulose, lignine, pectine) appartiennent à cette famille. On les trouve dans les enveloppes des céréales complètes, dans les légumes, les légumineuses…

On entend parfois parler de sucre rapide et de sucre lent. Tous les sucres simples ne sont pas des sucres rapides et tous les sucres complexes ne sont pas des sucres lents. On préférera donc utiliser la notion d'index glycémique qui reflète l'impact d'un aliment sur le taux de sucre dans le sang dans les deux heures qui suivent son ingestion (voir page 48).

Le glucose est un nutriment obligatoire pour les tissus dit glucodépendants que sont le cerveau, les cellules du sang et la rétine.

Alors, bon ou mauvais sucre ? Comment s'y retrouver ? Nous aborderons ce point en détail dans le chapitre consacré au sucre et à la glycémie (voir page 47).

Apports nutritionnels conseillés (ANC) : terme français défini par l'Agence nationale de sécurité sanitaire qui détermine les besoins en nutriments pour couvrir les besoins de l'organisme. Ils diffèrent selon la personne.

Pour une femme sédentaire de 30 ans, ces recommandations sont :

- Énergie : 1 800 kcal
- Protéines : 12 à 16 % de l'apport énergétique total (1 g de protéine = 4 kcal)
- Lipides : 35 à 40 % de l'apport énergétique total, avec une bonne répartition selon les types d'acides gras (1 g de lipide = 9 kcal)
- Glucides : 50 à 55 % de l'apport énergétique total (1 g de glucide = 4 kcal)

Les apports en vitamines et minéraux font également l'objet d'une recommandation.

Vous l'aurez compris, votre organisme a besoin de lipides, de glucides et de protéines, en quantité et en qualité suffisante mais pas excessive. C'est ce que nous allons aborder et expliquer un peu plus loin (voir chapitres 4 à 6).

CHAPITRE 3

LES NUTRIMENTS NON ÉNERGÉTIQUES

Les protéines, lipides et glucides sont des nutriments dits énergétiques, c'est-à-dire qui fournissent de l'énergie au corps. On les appelle aussi macronutriments. Une autre catégorie de nutriments, dits micronutriments, a un rôle fonctionnel. Ils sont aussi nommés nutriments non énergétiques car ils ne fournissent pas d'énergie à proprement parler mais sont indispensables au bon fonctionnement du corps humain.

LES VITAMINES

Les vitamines sont indispensables à la vie. Elles facilitent les réactions chimiques entre molécules au sein de notre organisme. Elles ne sont pas synthétisées par l'organisme, sauf la vitamine D (synthétisée par l'exposition de la peau aux ultraviolets solaires) et la vitamine K.

On compte 13 vitamines dont 4 liposolubles (qui sont présentes dans les corps gras et qui ont besoin de ces graisses pour être absorbées par l'organisme) et 9 hydrosolubles (qui ne peuvent pas être stockées et dont les excédents sont éliminés dans les urines).

Les vitamines liposolubles sont les vitamines A, D, E et K.

Les vitamines hydrosolubles, particulièrement sensibles à la chaleur (nous en parlerons plus loin), sont la vitamine C et celles du groupe B.

On trouve les vitamines nécessaires à l'organisme à l'état naturel dans de nombreux aliments (voir tableau ci-après). C'est sous cette forme qu'elles sont le plus bénéfiques à la santé. Lorsque le régime alimentaire est carencé ou quand le mode de vie le nécessite, on peut également les consommer sous forme de complément alimentaire mais on consomme alors une molécule isolée et non un produit complet dont la synergie est bénéfique pour la santé, davantage que l'addition de molécules isolées. C'est le principe du *totum* de la plante : l'ensemble des principes actifs est plus efficace que les principes actifs pris isolément.

Vitamine	Nom	Rôle et propriétés	Signes de carences	Sources alimentaires
C	Acide ascorbique	Antioxydant, synthèse du collagène, anti-infectieux, métabolisme du fer et du calcium, réponse de l'organisme face au stress	Dépression, problèmes de mémoire chez les personnes âgées, fragilité des capillaires, faible résistance aux infections, douleurs articulaires	Fruits (agrumes, cassis, kiwi) et légumes, particulièrement les choux, le persil
B1	Thiamine	Métabolisme des glucides, système nerveux et musculaire	Troubles de l'humeur, nervosité, fourmillements pieds et mains, perte musculaire	Céréales complètes, légumineuses, jaune d'œuf, abats, germe de blé et levure de bière
B2	Riboflavine	Métabolisme des acides gras, synthèse des protéines, facteur de croissance, production d'énergie, maintien d'une bonne vision, peau, cheveux et ongles	Troubles de la vision, perte de cheveux, retard de croissance, inflammation	Céréales complètes, foie, œufs, levure de bière, poissons, champignons

Vitamine	Nom	Rôle et propriétés	Signes de carences	Sources alimentaires
B3 (PP)	Niacine	Métabolisme énergétique, stabilisation de la glycémie, régénération des tissus, action sur le système nerveux	Fatigue, confusion, lassitude, découragement, indigestion, nausées	Céréales complètes, germe de blé, légumineuses, champignons, volaille, produits laitiers
B5	Acide pantothénique	Métabolisme des glucides et des lipides, synthèse des hormones, peau, cicatrisation, système digestif	Nausées, douleurs abdominales, perturbation de la glycémie, troubles allergiques, problèmes de peau, nervosité	Abats, viande, œufs, produits laitiers, céréales complètes, germe de blé, levure de bière
B6	Pyridoxine	Métabolisme du glucose, synthèse de l'hémoglobine, rôle dans l'immunité, synthèse des neurotransmetteurs	Fatigue, dépression, troubles de la mémoire, infections	Céréales complètes, légumes verts, jaune d'œuf, levure de bière, bananes, champignons, abats
B8	Biotine	Production d'énergie, métabolisme, protection de la peau, des ongles, des yeux	Hyperglycémie, chute des cheveux, peau sèche	Abats, œufs, champignons, céréales complètes, œufs, légumineuses, viandes et poisson

Vitamine	Nom	Rôle et propriétés	Signes de carences	Sources alimentaires
B9	Acide folique	Métabolisme des acides aminés, synthèse de l'ADN, défenses immunitaires	Anémie, dépression, troubles de la mémoire, maux de tête, masque de grossesse	Feuilles vertes des légumes, avocats, abats, viandes, poissons, œufs, légumineuses, céréales complètes
B12	Cobalamine	Synthèse des acides nucléiques et de l'hémoglobine, métabolisme des nutriments, équilibre nerveux	Anémie, fatigue, dépression, troubles de la mémoire	Abats, viande, poisson, œufs, produits laitiers
A **Provitamine A**	Rétinol Bêtacarotène	Vision nocturne, renouvellement des tissus, notamment muqueuses et peau, croissance, résistance aux infections, antioxydant	Perte de poids, retard de croissance, fatigue, baisse de la vision nocturne, peau sèche, acné	A : foie de poissons et d'animaux, beurre, lait, fromages, œufs Provitamine A (précurseur de la vitamine A) : légumes verts, oranges, abricots

Vitamine	Nom	Rôle et propriétés	Signes de carences	Sources alimentaires
D	Calciférol D1 (ergocalciférol) D3 (cholécalciférol)	Vitamine antirachitique, fixation du calcium sur les os, renouvellement minéral de l'os, immunité, stabilité du système nerveux, protecteur contre certains cancers	Ostéoporose, fragilité osseuse, rachitisme, spasmes musculaires, nervosité, maladies auto-immunes	Foie de poissons et d'animaux, poissons gras, jaune d'œuf, huîtres. L'exposition au soleil est la principale source de vitamine D. La peau fabrique la vitamine D sous l'effet des rayons du soleil (exposition visage, mains et bras, 15 mn au soleil l'été et au printemps). Cette synthèse baisse avec l'âge.
E	Tocophérol	Antioxydant, fertilité, anti-inflammatoire, endurance et résistance musculaire, réparation cutanée brûlures et blessures, immunité	Stérilité, fonte musculaire, faiblesse, maladies cardiaques	Germes de céréales, fruits oléagineux et huiles bio, légumes verts, foie, beurre, œuf

Vitamine	Nom	Rôle et propriétés	Signes de carences	Sources alimentaires
K	Phyllo-quinone	Vitamine antihémorragique, métabolisme du calcium	Rares carences sauf si maladies intestinales qui empêchent l'absorption comme la maladie cœliaque	Choucroute, choux, légumes verts, foie, viande, fruits

LES MINÉRAUX

Sels minéraux et oligoéléments

Les minéraux représentent environ 5 % du poids de notre corps. Ils sont essentiels à la vie. Ils constituent certains tissus comme les os, les dents, les muscles, les cellules nerveuses, le sang.

Ils interviennent dans les grandes régulations ou fonctions physiologiques telles que la conduction de l'influx nerveux ou la production d'énergie, le métabolisme des nutriments ou encore la formation d'hormones ou la production d'anticorps.

Les macro-éléments, plus connus sous le nom de sels minéraux, sont ceux dont nous avons quantitativement le plus besoin : calcium, magnésium, potassium, phosphore, sodium, chlore, soufre.

D'autres ne sont présents qu'à l'état de traces, en infimes quantités. On les appelle les oligoéléments. Ils ne représentent que 0,1 % de notre poids, mais sont indispensables.

Enfin, certains sont toxiques et ne devraient pas se trouver dans l'organisme : arsenic, plomb, cadmium et mercure.

OLIGOTHÉRAPIE ET NUTRITHÉRAPIE

L'oligothérapie utilise les oligoéléments à dose très faible pour relancer les fonctions enzymatiques. Certains minéraux peuvent être utilisés à des dosages très faibles uniquement (c'est le cas du germanium par exemple).

La nutrithérapie utilise les minéraux à des dosages beaucoup plus importants, pour combler des carences nutritionnelles. Les carences en minéraux essentiels, liées aux insuffisances d'apport ou d'assimilation, sont fréquentes.

Dans le tableau qui suit, vous trouverez les propriétés principales de ces minéraux ainsi que quelques signes de carence et les sources alimentaires intéressantes. Ces informations ne sont pas exhaustives mais vous permettront de vous repérer simplement.

Attention, certains minéraux peuvent être nocifs en excès. C'est le cas du fer qui est pro-oxydant mais aussi du cuivre. L'iode en excès peut favoriser des troubles du fonctionnement de la thyroïde (hyperthyroïdie) et le calcium à trop fortes doses, que ce soit sous prise de complément ou par l'alimentation, peut entraîner des nausées et une diminution de l'appétit. C'est pourquoi il est préférable de demander l'avis du médecin ou du thérapeute.

En revanche, vous pouvez consommer en toute sécurité des légumes, des amandes, des noisettes, du riz complet, des fruits, entre autres produits naturels non transformés et non raffinés, pour profiter des minéraux essentiels à la vie. Il faudra toutefois être vigilant avec la consommation d'algues, qui s'invitent de plus en plus dans nos assiettes et qui, de par leur teneur élevée en iode (notamment l'algue laminaire que l'on trouve en complément alimentaire), sont à consommer de façon raisonnée et à éviter pour les personnes qui présentent un risque thyroïdien mais aussi une maladie cardiaque ou une insuffisance rénale.

Macro-éléments			
	Rôle et propriétés	**Signes de carences**	**Sources alimentaires**
Calcium	C'est le minéral le plus abondant dans l'organisme. Rôle dans la construction et la solidité des os et des dents, intervient dans la coagulation du sang, la contraction musculaire et la transmission de l'influx nerveux.	Mauvaise minéralisation, crampes, tétanie, palpitations	Produits laitiers, légumes verts, légumineuses, céréales complètes, fruits oléagineux et fruits secs
Chlore	Contribue à l'équilibre des liquides et à l'équilibre cellulaire entre le sodium et le potassium, régulateur de l'équilibre acido-basique. Production d'acide chlorhydrique et aide au bon fonctionnement du foie.	Perte des dents et des cheveux, crampes, contractions musculaires	Huîtres, algues, sel de table, olives, viandes

Macro-éléments			
	Rôle et propriétés	**Signes de carences**	**Sources alimentaires**
Magnésium	C'est le deuxième constituant de l'os, il est indispensable à sa croissance. Il intervient dans la transmission nerveuse et neuromusculaire, stimule l'immunité, intervient dans le métabolisme des glucides et des acides aminés.	Mains et pieds froids, crampes, fourmillements, nervosité, anxiété, vertiges, troubles digestifs, fatigue	Fruits oléagineux particulièrement amandes et noix du Brésil, fruits secs, céréales complètes, haricots blancs, algues, avocat, légumes verts
Phosphore	C'est le deuxième minéral le plus important. Il est essentiel aux os et aux dents, avec le calcium. Il intervient dans le métabolisme des nutriments et dans de nombreuses fonctions du corps : production d'énergie, contraction musculaire, réparation des tissus, transmission de l'influx nerveux.	Fatigue générale, irritabilité	Produits laitiers, céréales complètes, légumineuses, fruits oléagineux et fruits secs, jaune d'œuf et poisson, viandes et volaille

Macro-éléments			
	Rôle et propriétés	**Signes de carences**	**Sources alimentaires**
Potassium	Maintien de l'équilibre acido-basique, rôle dans la production d'énergie, régulation de la tension et du système nerveux	Fatigue, nervosité, insomnie, hypotension, constipation	Fruits secs, cacao, soja, légumineuses, fruits oléagineux, légumes, champignons, céréales complètes
Sodium	Maintien de la teneur en eau, de l'équilibre acido-basique, transmission de l'influx nerveux	Hypotension, maux de tête, fatigue, désordres digestifs, gaz intestinaux	Sel de table, fruits de mer, charcuteries, poissons fumés, fromages, pain
Soufre	Important constituant des protéines, la concentration la plus importante se trouve dans les ongles, les cheveux, la peau et les articulations, synthèse du collagène, catalyseur de la détoxication hépatique	Anémie, fatigue, troubles digestifs	Jaune d'œuf, poissons et crustacés, viandes, choux, ail, germe de blé, légumes, fruits oléagineux

Oligoéléments			
	Rôle et propriétés	**Signes de carences**	**Sources alimentaires**
Bore	Croissance osseuse et musculaire, production d'énergie	Ostéoporose, faiblesse musculaire	Légumes feuilles (choux, laitues, poireau), avocat, fruits (poire, prune, raisin), noix, légumineuses
Chrome	Intervient dans l'utilisation du glucose par l'organisme, régulateur du cholestérol	Hypoglycémie, diabète, cholestérol	Levure de bière, foie de veau, brocoli, haricots verts, champignons, pommes de terre, céréales complètes, germe de blé, viandes, jaune d'œuf
Cobalt	Constituant de la vitamine B12, synthèse des globules rouges	Fatigue, anémie	Fruits de mer, viandes, légumes verts à feuilles, fruits
Cuivre	Synthèse de l'hémoglobine, cofacteur d'un antioxydant, anti-infectieux	Fatigue, faiblesse, anémie, infections	Crustacés, poissons, foie de veau, céréales complètes et légumineuses, fruits oléagineux
Fer	Constituant de l'hémoglobine, de la myoglobine (dans les cellules musculaires), transporteur de l'oxygène, anti-infectieux, synthèse de neurotransmetteurs	Anémie ferriprive, palpitations, irritabilité, déprime, infections, maux de tête	Viandes rouges et abats, crustacés, viandes blanches, poisson, œufs, légumineuses, légumes, céréales complètes, fruits oléagineux et fruits secs

Oligoéléments			
	Rôle et propriétés	**Signes de carences**	**Sources alimentaires**
Fluor	Minéralisation des os et des dents	Caries, fragilité osseuse	Poissons, crustacés, céréales complètes, légumes, thé, viande
Germanium	Oxygénation cellulaire, antioxydant, système immunitaire	Fatigue	Ail, choux, champignons
Iode	Synthèse des hormones thyroïdiennes, énergie, métabolisme	Hypothyroïdie, prise de poids, nervosité, fatigue	Crustacés, poissons, algues, champignons, sel non raffiné, ail, oignon, épinards, haricots verts
Manganèse	Antioxydant, minéralisation osseuse, système nerveux et enzymatique	Fragilité osseuse, irritabilité, faiblesse	Algues, jaune d'œuf, céréales complètes, légumineuses, fruits oléagineux, légumes, petits fruits rouges, thé, café
Nickel	Cofacteur de l'insuline, régulation du sucre et des graisses	Retard de croissance	Légumineuses et céréales complètes, crustacés, persil, épinards, levure de bière
Silicium	Minéralisation de l'os et fixation des autres minéraux, tissu conjonctif	Fatigue, ongles cassants, douleurs articulaires, tendinites	Céréales complètes, légumineuses, ortie, prêle, légumes racines

Oligoéléments			
	Rôle et propriétés	**Signes de carences**	**Sources alimentaires**
Sélénium	Antioxydant, anti-inflammatoire, système immunitaire, production d'énergie	Infections, faiblesse, douleurs musculaires	Céréales complètes, ail, oignon, choux, poisson, levure, germe de blé
Vanadium	Utilisation de l'insuline, régulateur enzymatique, fonction thyroïdienne	Problèmes osseux	Olives, arachides, maïs, champignons, légumineuses, choux
Zinc	Cofacteur de nombreuses enzymes, synthèse du collagène, anti-infectieux, antioxydant	Fatigue, problèmes de peau, dépression, faible immunité, perte de goût	Fruits de mer, crustacés, jaune d'œuf, viandes, abats, céréales complètes, légumineuses, levure de bière

LES PHYTONUTRIMENTS

Les phytonutriments sont des molécules qui permettent aux plantes de se défendre contre les bactéries, les virus, les insectes, le soleil, le froid…

Ils ont des propriétés antioxydantes, antiradicalaires, antiagrégantes et anti-inflammatoires. C'est pourquoi ils influent favorablement sur les risques de cancer, les maladies cardiovasculaires et le vieillissement prématuré.

Par exemple :

- la curcumine du curcuma : antioxydant, anticancéreux, hypocholestérolémiant, antithrombotique ;
- le gingérol du gingembre : anticancéreux et anti-inflammatoire ;
- le lycopène de la tomate : prévention du cancer de la prostate ;
- les composés soufrés responsables de l'odeur des choux et de la saveur piquante des alliacées (ail, oignon, poireau, ciboulette...) : détoxifiants hépatiques et anticancéreux.

Les fruits et légumes biologiques contiennent davantage de phytonutriments que ceux traités avec des pesticides et des fongicides car la plante doit produire plus de phytonutriments pour se défendre.

LES FIBRES

La plupart des aliments d'origine végétale contiennent des fibres. C'est une catégorie de glucides non digestibles, qui n'ont aucune valeur nutritionnelle et qui pourtant sont indispensables !

Tous les végétaux contiennent des fibres solubles et insolubles dans des proportions variables. C'est la structure des végétaux.

Les fibres insolubles ne peuvent pas se dissoudre dans l'eau. Elles augmentent le volume fécal et favorisent le transit et l'élimination des substances nocives par un effet « nettoyant ». Un excès peut parfois avoir un effet irritant.

Les fibres solubles, quant à elles, forment un gel dans l'intestin. Le glucose passe moins vite dans le sang, cela fait baisser l'index glycémique (cette notion est développée plus loin, voir page 48) et prolonge la sensation de satiété. Elles freinent aussi l'absorption des graisses ! Ces fibres sont fermentées dans l'intestin et servent de nourriture à la flore intestinale : on les appelle prébiotiques.

Les aliments source de fibres

Les légumineuses sont des plantes dont les fruits (les gousses) contiennent des graines que l'on consomme avant maturation (fèves fraîches, petits pois) ou lorsque la maturation est complète, on parle alors de légumes secs (lentilles, pois, haricots secs). Les légumineuses sont d'excellentes sources de fibres, tout comme les amandes, les fruits et les légumes, les pruneaux et les figues séchées.

L'EAU

Notre corps est constitué de 65 % d'eau ! C'est un élément essentiel à la vie !

On lit couramment que boire suffisamment a une influence sur le transit intestinal, sur la peau, et sur l'élimination des déchets. Ceci est bien entendu tout à fait exact ! Mais savez-vous qu'une bonne hydratation influence favorablement l'énergie physique mais aussi psychique ? En effet, la déshydratation altère les fonctions cérébrales, impactant l'humeur, la concentration et même les performances visuelles !

Les besoins sont environ de deux à trois litres par jour pour un adulte, dont un litre apporté par les fruits et les légumes.

Pendant les repas, il convient de boire un peu (deux ou trois verres), car l'eau est nécessaire à la digestion. En dehors des repas, il faut boire régulièrement. Bien sûr, en cas d'activité physique, de forte chaleur, ou encore de fièvre, la quantité d'eau absorbée doit être augmentée.

Eau, tisanes, infusions, thé vert, smoothies faits maison... sont autant de façons de s'hydrater agréablement tout au long de la journée.

Le café et l'alcool au contraire sont diurétiques et déshydratent. Ils sont à consommer avec grande modération.

CHAPITRE 4

SUCRE ET GLYCÉMIE

LA RÉGULATION DU SUCRE DANS L'ORGANISME

La glycémie est le taux de glucose dans le sang et se mesure par une analyse de sang courante qui est faite à jeun. La glycémie normale est comprise entre 0,70 g et 1,10 g par litre de sang. En principe, l'organisme régule ce taux.

Quand il y a trop de sucre dans le sang, le pancréas sécrète de l'insuline, une hormone qui permet de mettre en réserve le glucose excédentaire, d'abord dans le foie sous forme de glycogène (c'est une réserve disponible rapidement) puis sous forme de graisse dans le tissu adipeux.

À l'inverse, si le taux de sucre est trop bas, c'est le glucagon, une autre hormone, qui permet de transformer le glycogène en réserve dans le foie en glucose et de le libérer, puis c'est le tissu adipeux qui sera utilisé pour fournir le glucose si le taux de glucose dans l'organisme est toujours trop bas.

Ce taux de sucre dans le sang varie en fonction de ce que l'on mange et de l'activité physique et intellectuelle, plus ou moins consommatrice de glucose.

Si l'on mange trop « sucré », l'insuline va en permanence être secrétée pour mettre le glucose en réserve. C'est la prise de poids ! Au-delà de cet inconvénient esthétique, petit à petit, une résistance à l'insuline va s'opérer, obligeant le pancréas à sécréter encore plus d'insuline, qui sera de moins bonne qualité. Quand ce mode alimentaire dure trop longtemps, le diabète s'installe.

Les graisses (lipides) que nous mangeons mais n'utilisons pas et les glucides excédentaires que le corps transforme en graisses sont stockés dans les cellules adipeuses, les adipocytes sous forme de triglycérides.

Le maintien d'une glycémie stable est donc essentiel à la santé et à un poids stable.

COMMENT MAINTENIR UNE GLYCÉMIE STABLE ?

Vous avez sans doute déjà entendu parler de l'index glycémique (appelé aussi IG) et des régimes à index glycémique bas. L'index glycémique dépend de la rapidité d'assimilation au niveau intestinal du glucose. L'index glycémique est le pourcentage d'élévation du glucose dans le sang dans les deux heures qui suivent l'ingestion de l'aliment. C'est la nature des glucoses et la présence de fibres dans l'aliment et d'autres composés qui vont déterminer son index glycémique ainsi que sa texture et sa cuisson. Ce qui est génial, c'est qu'en général plus un aliment est naturel (c'est-à-dire pas transformé, pas raffiné), plus son index glycémique est bas et plus il est riche en nutriments !

Nourrir son corps, c'est lui apporter les nutriments dont il a besoin, les glucides, les lipides et les protéines en quantité suffisante mais pas excessive, ainsi que les vitamines, minéraux et fibres. Alors, le corps, nourri et non carencé, fonctionne de façon optimale, il ne « réclame » pas qu'on lui donne de la nourriture car il a les nutriments dont il a besoin. Les personnes qui ont suivi mon programme nutritionnel s'étonnent toujours de ne pas éprouver de sensation de faim : ce n'est pas la quantité d'aliments ingérés qui fait la satiété, mais la qualité !

Prenons l'exemple d'un enfant qui va prendre un petit-déjeuner sucré : brioche et confiture plus un jus de fruits par exemple. L'index glycémique est élevé, le taux de sucre va augmenter rapidement dans le sang, entraînant une sécrétion d'insuline, ce qui aura pour conséquence un stockage du sucre et une chute aussi rapide de la glycémie sous un seuil qui entraîne une hypoglycémie nécessitant de nouveau l'apport de sucre : c'est le coup de pompe de milieu de matinée, qui entraîne un manque de concentration et une envie de grignotage (souvent quelque chose de sucré).

Donnez au même enfant du pain complet, avec un peu de beurre, du fromage, quelques amandes et un fruit frais. Le taux de glucose dans le sang va augmenter lentement, le glucose sera consommé par l'organisme au fur et à mesure de son passage dans le sang. Il n'y a pas de stockage, pas de coup de pompe et lors du déjeuner, un nouvel apport de glucides complexes (à index glycémique bas donc) va permettre de conserver son énergie jusqu'au goûter ou au dîner.

Pour résumer : les glucides des aliments à index glycémique bas sont assimilés lentement, il n'y a pas de stockage (à condition d'en faire une consommation raisonnable) et pas d'effet « pic et chute » entraînant les coups de pompe et les envies de sucre.

Un exemple : la baguette blanche a un index glycémique deux fois plus important que du pain noir ou du pain de seigle complet.

Le programme alimentaire que vous trouverez dans la troisième partie de cet ouvrage intègre bien entendu cette notion.

La notion de charge glycémique est parfois utilisée. Elle tient compte de la quantité consommée dans une portion et de la proportion de glucides contenus dans l'aliment. La charge glycémique se calcule en multipliant l'IG de l'aliment par la quantité de glucides dans une portion donnée de cet aliment, puis en divisant par 100. Les tableaux ci-après donnent l'index glycémique des principaux aliments. Je les ai établis en croisant de nombreuses données (« Cahiers de nutrition et de diététique » n° 32 tome 1, Table des IG méthode Montignac, www.glycemicindex.com).

Les index glycémiques des aliments dépendent de nombreux critères (degré de maturité, mode de culture, mode de cuisson, variété...). Les valeurs varient un peu d'une source à l'autre. Quant à la charge glycémique qui prend en compte la portion usuellement consommée (elle n'est pas exprimée pour 100 g d'aliment mais bien par portion), je l'ai indiquée quand elle était disponible. Cet indicateur permet de nuancer l'index glycémique, comme pour le cas des carottes cuites qui ont un IG moyen, mais ramené à la portion, une charge glycémique faible.

Ne figurent pas dans ce tableau les aliments qui ne contiennent pas ou très peu de glucides, dont l'IG est donc proche de 0. C'est le cas de la viande, du poisson, des œufs, du fromage, des matières grasses et du vin.

Le miel n'apparaît pas non plus dans ce tableau car son index glycémique varie de 40 à 80, en fonction de la variété et de la qualité. Dans tous les cas, son IG est plus faible que celui du sucre de table.

Index glycémique élevé		**Charge glycémique par portion d'aliment**
Maltose	105	11
Glucose	100	10
Pommes de terre au four	95	30
Purée de pommes de terre flocons	90	18
Frites de pommes de terre	85	25
Corn-flakes	85	20
Purée de pommes de terre	80	17
Baguette blanche	80	15
Riz blanc	80	30
Confiture	70	15
Sucre (saccharose)	70	
Pain de mie blanc	70	10
Sodas	70	20
Pommes de terre vapeur	65	17
Bière	65	
Fruits au sirop	65	15
Viennoiseries	60	15
Pâtes blanches très cuites	60	30
Banane	60	15
Fruits séchés	60	
Jus de fruits	60	

Index glycémique moyen		Charge glycémique par portion d'aliment
Betterave cuite	65	13
Bananes très mûres	65	16
Pain complet	60	10
Cerises, ananas	60	6
Abricots	60	5
Flocons d'avoine	60	15
Purée de fruits	55	
Limonade	55	15
Pain intégral	50	
Riz complet	50	20
Galette de sarrasin	50	10
Quinoa	50	17
Petits pois	50	
Carottes cuites	50	6
Pâtes blanches al dente	50	23
Bananes peu mûres	50	12
Chocolat au lait	50	14
Mangue	50	8
Pêche	50	5
Courge butternut	50	3
Jus d'orange	47	12
Pâtes complètes	45	
Jus de pomme	45	13
Oranges	45	5

Index glycémique faible		Charge glycémique par portion d'aliment
Pain de seigle complet, pain noir	40	5
Haricots rouges	40	6
Pommes	40	5
Poire	40	5
Pois chiches	40	12
Pois cassés	35	
Yaourt nature	35	3
Lait entier	35	4
Lait demi-écrémé	35	4
Haricots blancs	30	5
Lentilles vertes ou corail cuites	30	5
Betterave crue	30	
Abricots secs	30	8
Fraises, framboises	25	7
Fructose	20	2
Chocolat noir	20	6
Amandes	15	1
Carottes crues	15	2
Légumes verts	<15	1
Avocat	10	1

LES MÉFAITS DU SUCRE RAFFINÉ

Sucre, bonbons, sodas, barres chocolatées, biscuits, sucre ajouté dans les produits industriels... la liste est longue ! Et les méfaits du sucre raffiné bien réels :

- manque d'énergie ;
- prise de poids à terme ;
- carences ;
- installation progressive du diabète.

Le sucre raffiné a aussi des effets sur le cerveau : manque de concentration, hyperactivité, dépression. Certains scientifiques parlent même d'une cause probable de la maladie d'Alzheimer.

La consommation moyenne annuelle de sucre des Français est de 40 kg (incluant les sucres cachés dans les aliments), soit 110 g par jour alors qu'elle devrait être de 35 g et ne devrait en aucun cas dépasser 50 g !

Une orange de 200 g contient 16 g de sucre, un verre (200 ml) de jus d'orange 100 % pur jus en contient 24 g ! (car le fruit contient plus de fibres que son jus)

Un yaourt nature contient environ 5 g de sucre ; un yaourt aux fruits 12 g !

Une canette de soda contient entre 25 et 35 g de sucre selon la marque.

Privilégiez une alimentation la plus naturelle possible.

CHAPITRE 5

LES ACIDES GRAS

Les acides gras sont les molécules qui constituent les lipides. Ils proviennent essentiellement de l'alimentation. Ils procurent beaucoup d'énergie à l'organisme et assurent de nombreuses fonctions physiologiques. Ils jouent un rôle essentiel dans le système nerveux.

LES DIFFÉRENTS TYPES D'ACIDES GRAS ET LEUR RÔLE DANS L'ORGANISME

Vous avez probablement déjà entendu parler d'acides gras saturés, insaturés ou polyinsaturés. On entend parfois que le gras saturé est nocif, qu'il faut des oméga-3... Comment s'y retrouver ?

Selon les molécules qui les composent et leur forme, on distingue les acides gras saturés (AGS), les acides gras mono-insaturés (AGMI) et les acides gras polyinsaturés (AGPI).

AGS (acides gras saturés)	AGMI (acides gras mono-insaturés) Ou oméga-9	AGPI (acides gras polyinsaturés) Ou oméga-3 et oméga-6
Fournit de l'énergie	Fournit de l'énergie	Rôle métabolique
Structurant des membranes des cellules (système nerveux principalement)	Protecteur vis-à-vis des maladies cardio-vasculaires	Préservent l'équilibre hormonal, anti-inflammatoires, propriétés antitumorales, constitution des membranes cellulaires, souplesse de la peau, bien-être mental, renforcent le système immunitaire
25 % des apports en lipides maximum	50 à 55 % des apports en lipides	25 % des apports en lipides dont 1 oméga-3 pour 4 à 6 oméga-6 (la recommandation varie selon les sources)
Graisses concrètes (solides) : palme, coco, beurre, viandes grasses, fromages, charcuteries	Huile d'olive, graines oléagineuses (amandes, noisettes), volaille, canard, colza	Oméga-6 animaux : viande, volaille Oméga-6 végétaux : huile de tournesol non transformée, carthame, maïs Oméga-3 animaux : DHA et EPA (poissons et viandes élevées à l'herbe bio et/ou avec graines de lin) Oméga-3 végétaux : noix, amandes, colza, lin, chanvre (sous forme d'huile ou non), soja, pourpier, mâche, pissenlit, ortie
Nocif en excès (mauvais cholestérol, favorise le cancer, sclérose des artères)		

Naturellement, les corps gras contiennent plusieurs types d'acides gras. On les classe selon l'acide gras majoritaire présent. Par exemple, l'huile d'olive contient principalement des acides gras mono-insaturés, appelés aussi oméga-9 (entre 70 et 80 %), mais également des acides gras polyinsaturés oméga-6 (environ 10 %) et des acides gras saturés (15 %).

Il est important de varier les sources d'acides gras et d'augmenter la consommation d'acides gras polyinsaturés très souvent insuffisante et pourtant indispensable à une bonne santé.

Vous retrouverez en dernière partie du livre toutes les informations pratiques pour savoir quelle huile acheter et comment l'utiliser (voir page 142).

QUELLES MATIÈRES GRASSES POUR LA CUISSON ?

En chimie, une insaturation peut se modifier. C'est pourquoi les acides gras qui contiennent plusieurs insaturations sont fragiles. Un gras saturé se dénaturera moins du fait de cette particularité chimique. C'est pourquoi il ne faut pas faire chauffer les acides gras polyinsaturés et les conserver à l'abri de la lumière, voire au réfrigérateur.

À l'inverse, les acides gras saturés sont moins fragiles, on peut donc les utiliser pour la cuisson des aliments. D'ailleurs, ils ne « fument » pas quand on les chauffe. C'est un indicateur important ! Si votre matière grasse fume dans votre poêle, c'est qu'elle se dénature et devient nocive.

Le point de fumée des huiles dépend de leur degré d'insaturation et de leur poids moléculaire.

LE POINT DE FUMÉE

Le point de fumée est la température à partir de laquelle les huiles ou graisses alimentaires fument en cuisant puis brûlent. C'est la dénaturation des molécules qui entraîne ce phénomène. À partir de ce point de fumée, les huiles ou graisses deviennent nocives pour la santé et ont un mauvais goût.

Huiles de colza vierge, de tournesol vierge, de lin, de carthame	107 °C
Beurre	130 °C
Huiles de tournesol oléique vierge, d'olive extra-vierge, de noix vierge	160 °C
Huile de coco non raffinée	177 °C
Huile d'olive vierge, huile de sésame	207 °C
Huiles de tournesol, d'arachide	227 °C
Huile de palme, beurre clarifié	240 °C

HUILE VIERGE OU HUILE RAFFINÉE ?

Qu'est-ce qu'une huile ?

Une huile végétale est un corps gras extrait d'un végétal. Une huile vierge ou extra-vierge est obtenue sans traitement chimique, par pression à froid et préserve toutes les qualités nutritionnelles de la graine.

L'huile d'olive vierge extra (ou extra vierge) est issue d'une première pression à froid, c'est-à-dire extraite mécaniquement, sans chaleur ni produits chimiques et son taux d'acidité maximum est de 1 %. L'huile d'olive vierge est également extraite sans produits chimiques, son taux d'acidité maximum est de 2 %.

La mention « vierge » signifie que l'huile n'est pas coupée avec d'autres huiles.

Une huile « première pression à froid » indique qu'elle n'a été pressée qu'une seule fois, ce qui limite l'échauffement au moment du passage en presse. On privilégiera l'huile d'olive extra vierge pour ses qualités gustatives.

Pourquoi raffiner les huiles ?

Et bien, tout simplement pour augmenter la stabilité et le point de fumée mais cela dénature l'huile ! Pour raffiner les huiles, les industriels utilisent un solvant comme l'hexane ainsi que l'acide phosphorique et la soude. Le tout est ensuite désodorisé à la vapeur d'eau. Tanins, polyphénols, flavonoïdes et vitamine E ont complètement disparu après ces opérations. Il faut donc privilégier une huile première pression à froid pour bénéficier de ses propriétés.

La mention « huile végétale » sur l'étiquette indique un mélange d'huiles raffinées.

QU'EST-CE QU'UN GRAS TRANS ?

Par des procédés industriels, les acides gras insaturés sont modifiés (hydrogénés), ce qui permet d'augmenter leur durée de conservation et leur stabilité. Avec cette modification chimique, ces huiles insaturées liquides deviennent solides, ce qui facilite leur utilisation et leur stockage et les rend moins sensibles à l'oxydation.

On trouve aussi des gras trans à l'état naturel, dans le lait de vache, mais en petite quantité (majoritairement, on trouve des acides gras saturés).

Une consommation excessive de gras trans, tout comme de gras saturés, augmente le risque de maladie cardiovasculaire bien entendu mais elle a également une incidence plus globale sur le métabolisme : foie surchargé, échanges cellulaires diminués, vitalité amoindrie et prise de poids.

Les produits transformés que l'on trouve dans le commerce comme les viennoiseries, les pizzas, les pâtisseries industrielles, biscuits, plats cuisinés... contiennent des gras trans.

Une raison supplémentaire de ne pas consommer de produits industriels (ils sont néfastes pour la santé comme nous venons de le voir, coûtent plus cher qu'une préparation maison et ils sont pauvres en nutriments) !

LES OMÉGA-3

Les oméga-3 sont des acides gras très précieux, il en existe trois types : l'acide alpha-linolénique (ALA) et les acides gras EPA et DHA.

L'ALA est dit essentiel car il n'est pas fabriqué par notre organisme.

En théorie, à partir de l'ALA, le corps peut fabriquer EPA et DHA mais, dans la réalité, cette conversion est limitée. Il est donc conseillé de veiller aux apports par l'alimentation.

Les végétaux sources d'ALA sont les suivants : graines de lin (moulues) ou huile de lin, huile de cameline, noix, huile de colza (vierge), mâche, pourpier, ortie... On en trouve aussi en infimes quantités dans les produits laitiers, la viande et le poisson.

On trouvera EPA et DHA dans les poissons gras comme le saumon, le maquereau, le thon ou les sardines.

Les oméga-3 interviennent dans la constitution des membranes de nos cellules. Ils sont indispensables au bon fonctionnement de notre cœur et de notre cerveau, sont impliqués dans le fonctionnement du système immunitaire, ont une incidence, entre autres, sur les effets du stress par le biais du cortisol et ont même une incidence sur le traitement de la dépression.

CHAPITRE 6

PROTÉINES ANIMALES ET PROTÉINES VÉGÉTALES

Comme nous l'avons vu plus haut, les protéines sont constituées d'acides aminés. Les acides aminés essentiels (au nombre de neuf) sont ceux que le corps humain ne peut pas synthétiser (produire lui-même).

OÙ TROUVE-T-ON LES ACIDES AMINÉS ESSENTIELS DANS L'ALIMENTATION ?

Tous les acides aminés sont présents dans les aliments contenant des protéines, qu'ils soient d'origine animale ou végétale, mais pas forcément dans des proportions qui permettent l'assimilation de l'ensemble des acides aminés du fait de « l'acide aminé limitant ».

On parle de protéines complètes quand les proportions sont optimales pour l'assimilation.

Rappel : une protéine complète apporte ces neuf acides aminés simultanément. Le corps utilisera ces acides aminés à hauteur du plus faible des neuf. C'est-à-dire que si, au cours de la journée, un seul acide aminé est apporté à hauteur de 20 %, alors on assimilera seulement 20 % de l'ensemble !

On trouve ces protéines complètes dans les produits animaux et sous-produits animaux. Il existe des végétaux très riches en acides aminés mais dans lesquels un ou plusieurs acides aminés sont en quantité insuffisante (on parle d'acide aminé limitant) : la lysine, la cystéine et la méthionine ou le tryptophane, selon les végétaux. Une connaissance des végétaux est appréciable pour apporter par l'alimentation végétale, grâce aux associations, ces protéines complètes. Les légumineuses sont riches en lysine mais pauvres en méthionine et en cystéine, à l'inverse des céréales. C'est pourquoi il est souhaitable d'associer les légumineuses et les céréales. Voir tableau des protéines page 24.

POURQUOI DIMINUER LA CONSOMMATION DE PRODUITS ANIMAUX (VIANDE) ET SOUS-PRODUITS ANIMAUX (PRODUITS LAITIERS, ŒUFS) ?

Parce que :

- en excès, la viande favorise les maladies cardio-vasculaires, acidifie l'organisme, favorise les calculs rénaux et les troubles intestinaux.

- en excès, les produits laitiers apportent trop d'acides gras saturés et favorisent donc les maladies cardio-vasculaires.

Mais aussi...

- pour limiter l'impact de la consommation de viande sur l'environnement : coût en eau (15 000 litres d'eau sont nécessaires pour produire 1 kg de bœuf !), gaz à effet de serre, déforestation, pollution de l'eau.
- pour respecter les animaux, par choix éthique, spirituel...

Une alimentation dont la base est végétale est source de vie, c'est une alimentation qui correspond à notre physiologie. Cependant, il est impératif de veiller à l'apport en protéines complètes, en fer et en vitamine B12 quand on diminue la consommation de protéines animales, ce qui nécessite quelques connaissances.

L'alimentation majoritairement végétale régule les tempéraments et permet de conserver vitalité et santé.

Ma recommandation, indépendamment de tout choix éthique ou spirituel, est de consommer une protéine animale par jour (un œuf ou du poisson par exemple, de la viande blanche et occasionnellement de la viande rouge, pour les aficionados). Le complément en protéines complètes sera fait par les végétaux. Un adulte (homme ou une femme) a besoin de 40 à 80 g de protéines/jour selon son poids (l'apport nutritionnel recommandé est de 0,8 g/kilo pour les hommes et femmes entre 19 et 50 ans).

Quelques exemples :

- une portion de poisson de 150 g = 38 g de protéines ;
- 2 œufs = 14 g de protéines ;
- une ration de 50 g de tofu = 7 g de protéines ;
- un steak de 100 g = 25 g de protéines.

Les végétaux qui apportent les protéines complètes

Ce sont notamment :

- algues ;
- soja jaune (toxique cru, il est transformé : filtrat de soja et caillé : tofu) ;
- quinoa (famille des épinards) ;
- orties.

Les associations qui apportent des protéines complètes

Ce sont :

- céréales (riz, blé, millet) + légumineuses (lentilles, haricots, pois chiches, fèves) ;
- légumineuses + noix.

Les amandes et noix, graines de courge... sont très riches en protéines et, lors d'un repas végétal, permettent un apport intéressant en protéines.

La complémentarité se fait d'elle-même lorsqu'on inclut à un menu un aliment d'origine animale (yaourt, fromage ou œuf) en gardant à l'esprit que l'organisme utilise les acides aminés à hauteur du plus faible des neuf apportés ! Ceci veut dire que si vous ne consommez qu'un seul produit animal dans la journée (un œuf par exemple qui apporte 7 grammes de protéines), il faudra veiller à varier les sources de végétaux pour leur variété d'acides aminés, ce qui se fait très facilement (plus on mange de végétaux, plus on a de chance d'y arriver) et à les associer, comme expliqué ci-dessus, de façon à obtenir des protéines complètes.

On trouve les acides aminés essentiels dans tous les aliments qui contiennent des protéines mais la concentration en protéine est à prendre en compte : on mange plus facilement 1 œuf que 100 grammes d'amandes... Vous pouvez vous référer au tableau des protéines page 24.

UNE JOURNÉE VÉGÉTARIENNE

Simple et délicieuse, la cuisine végétarienne s'adapte à toutes les envies ! Classique ou plus exotique, élaborée ou rapide à préparer, vous trouverez de nombreuses sources d'inspiration sur Internet.

VOICI UN EXEMPLE DE REPAS RAPIDES À PRÉPARER POUR UNE JOURNÉE VÉGÉTARIENNE, EN MOINS DE 30 MINUTES !

Petit-déjeuner

Fruits frais avec purée d'amande complète et mélange de graines (courge, sésame, chia, chanvre)

Déjeuner

Velouté de lentilles corail

Salade composée de quinoa, pois chiches, salade verte, avec dés de feta, ciboulette, menthe et une vinaigrette à l'huile de colza et au citron

Collation

1 poire + quelques noix

Dîner

Tartare d'algues et avocat, fondue de fenouil et tofu à la tomate avec riz sauvage, ananas frais

Deuxième partie

Naturopathie et alimentation

CHAPITRE 7

L'ÊTRE HUMAIN ET SON ALIMENTATION

LES ÊTRES HUMAINS SONT-ILS OMNIVORES ?

L'être humain est-il végétarien ? Ou au contraire carnivore ? Doit-il manger de tout ? Dans quelle proportion ?

Dans cette partie, laissons de côté les choix éthiques (respect des animaux) et écologiques pour nous intéresser aux aspects physiologiques.

Anatomiquement, la forme des mains et des ongles chez l'être humain indique une aptitude à la cueillette et non au combat, l'intestin de l'être humain est plus long que celui des carnivores (mais moins long que celui des herbivores). Il ressemble au grand singe qui, lui aussi, a des ongles plats et un intestin qui fait 10 à 12 fois la longueur de son corps.

Le tigre, lui, est carnivore, il possède des griffes lui permettant d'attraper ses proies. Sa dentition lui permet de déchiqueter de la viande crue grâce à ses crocs (canines recourbées). Sa langue est râpeuse. La longueur de son intestin est courte (3 à 5 fois la longueur du corps), lui évitant la putréfaction des résidus de digestion de la viande.

Si l'on compare les espèces en fonction de leur dentition, de la longueur de leur tube digestif, mais aussi des enzymes digestives, c'est du chimpanzé que l'être humain est le plus proche.

Il est communément admis que l'être humain, comme le chimpanzé, est omnivore. Les omnivores peuvent se nourrir de plusieurs types d'aliments. Ils se nourrissent de plantes, de viande, de fruits et d'insectes. Ils sont opportunistes et consomment ce qu'ils trouvent. Il n'en reste pas moins vrai qu'ils ont un type d'aliment dominant, mais leur faculté de se nourrir de différents types d'aliments augmente leur capacité d'adaptation. Le grand singe est plutôt frugivore, c'est-à-dire qu'il a une alimentation à dominante de fruits mûrs.

Il y a, pour toute espèce, un aliment dominant :

- carnivore (tigre) : viande ;
- insectivore (taupe) : insectes ;
- herbivore (vache) : herbe (+ 5 % de produits animaux) ;
- granivore (poule) : graines (+ 20 % de produits animaux) ;
- omnivore à dominante végétarienne (chimpanzé) : plantes (+ 20 % de protéines animales).

Considérant ces éléments, à ce stade, je dirai que l'alimentation de l'être humain se situe quelque part entre le frugivore et l'omnivore à dominante végétale (fruits et plantes). Aussi, les aliments spécifiques à l'être humain, du plus spécifique au moins spécifique, sont : les fruits, les légumes, les graines, les viandes.

Le rythme des saisons a aussi un impact sur les besoins du corps humain. Le comportement alimentaire s'accordera donc au cycle de la nature. Les produits de saison savent répondre spécifiquement aux besoins du corps : les fruits et légumes d'été sont plus riches en eau et les légumes racines en hiver fournissent l'énergie nécessaire pour affronter le froid, ce n'est pas un hasard.

Si l'on se pose maintenant cette question sous l'angle de la santé, il est indéniable que l'alimentation majoritairement végétale est bénéfique pour tous. Les recommandations officielles « manger de tout et cinq fruits et légumes par jour » ne me semblent pas suffisantes pour atteindre notre objectif : optimiser sa santé et sa vitalité, autant physique que psychique.

L'alimentation spécifique, c'est-à-dire adaptée à chacun, est plus intéressante car elle n'a d'autre but que de mettre en harmonie l'être humain et son environnement.

TYPOLOGIE SELON LA MORPHOPSYCHOLOGIE ET ALIMENTATION

Fondée au début du XXe siècle par le Dr Corman, et repris par la suite par Pierre-Valentin Marchesseau, célèbre naturopathe français, la morphopsychologie est une grille de lecture de l'individu basée sur l'analyse de son visage. On y distingue schématiquement deux typologies d'individus : les « dilatés » et les « rétractés ».

Les « dilatés » seront plutôt des gros mangeurs, à la digestion performante, pour qui l'alcool, le café, la viande seront plutôt des excitants. Ces individus se dilatent car ils font « entrer » et ils sont d'ailleurs naturellement introvertis. L'alcool ou les aliments excitants ont une influence compensatoire à l'introversion. Ils peuvent sembler extravertis de prime abord mais leur tendance naturelle est l'introversion.

Ils verront leur état général amélioré par une alimentation mesurée en quantité, et par une restriction de la viande, particulièrement rouge, et de la charcuterie, des céréales et du pain auxquels ils préféreront des féculents végétaux (patates douces, carottes...) et des légumineuses (lentilles, fèves, pois cassés). Les crudités, les végétaux et les fruits au petit-déjeuner leur seront bénéfiques.

L'exercice physique régulier leur est indispensable, tout comme une alimentation mesurée et végétale. Sans quoi, ils risquent d'évoluer vers la prise de poids, les maladies cardiovasculaires et métaboliques.

Les dilatés ont un visage plutôt rond, alors que la forme de visage d'un rétracté est plus allongée.

Les « rétractés » quant à eux, sont de petits mangeurs, à la digestion peu performante, plus sujets aux indigestions. Ils font « sortir » et sont plus excités par le travail intellectuel que les dilatés. Ils tolèrent bien les excitants comme le thé ou le café. Leur vitalité augmente en général en cours de journée.

Les excès de fruits crus, surtout en hiver, leur seront défavorables et particulièrement le matin car ils auront tendance à entraîner une baisse de vitalité.

Une activité physique modérée leur convient bien, particulièrement au grand air.

La tendance des déséquilibres sera davantage tournée vers des migraines, de la dépression, de l'anxiété.

Ces typologies sont schématiques, l'objectif n'est pas de chercher à se mettre dans une case, car nous ne sommes pas faits d'une seule composante, mais de dégager une tendance. Pour approfondir ce sujet, on peut se référer au travail de Pierre Valentin Marchesseau[2] ou à celui du Dr Corman[3].

LES BONNES ASSOCIATIONS ALIMENTAIRES

Vous avez peut-être déjà entendu parler de dissocier les aliments pour perdre du poids. Beaucoup de méthodes circulent, souvent efficaces pour perdre du poids (temporairement) mais elles sont parfois contradictoires !

Ainsi, certaines méthodes prônent une dissociation extrême : on ne mange qu'une catégorie d'aliment en même temps et les problèmes liés à une mauvaise digestion disparaissent (éructation, gaz...) et cela fait maigrir : OUI, c'est vrai ET les nutritionnistes recommandent de manger de tout en quantité raisonnable pour ne pas avoir de carences : c'est VRAI aussi !

Ma vision, partagée par de nombreux nutritionnistes et naturopathes, est au milieu : on ne mélange pas trop de types d'aliments au cours d'un même repas afin d'avoir une bonne digestion mais on associe correctement les aliments pour permettre l'assimilation des nutriments.

Une monodiète, sur une courte durée, peut être recommandée (la monodiète consiste à ne manger qu'un seul et même aliment sur une période donnée) en fonction du métabolisme et de la vitalité de la personne.

2. *Morphopsychologie ou lecture du caractère et des aptitudes intellectuelles par l'examen des formes du corps et du visage*, Livret n° 78.

3. *Visages et caractères*, PUF, 1991.

Les « hygiénistes » et certains naturopathes, issus de la pensée d'Herbert M. Shelton, recommandent la dissociation pour des questions de digestion et pour éviter les fermentations et putréfactions. Selon cette pensée, la digestion des protéines nécessite un milieu acide, contrairement à celle des amidons (féculents, céréales) qui nécessite un milieu alcalin et les deux seraient donc contradictoires. De même, il ne faudrait pas associer les « acides » (tomate, vinaigre, moutarde...) aux féculents.

Certains régimes amincissants reprennent ce principe car, en effet, si on dissocie complètement, les aliments passent (trop) vite dans les intestins qui n'ont alors plus le temps d'assimiler les nutriments. Ceci conduit à un amincissement... ET à des carences ! Car il faut impérativement un peu d'amidon pour assimiler les protéines (c'est physiologique) !

Encore une fois, c'est la voie du milieu qui me semble la plus raisonnable et conforme à la santé. La fermentation et la putréfaction ont lieu dans l'intestin grêle et le gros intestin (et non dans l'estomac qui est un milieu stérile pendant la digestion, la nature est bien faite car grâce à cette acidité les bactéries sont détruites ; il ne peut donc pas y avoir de fermentation).

Les facteurs d'indigestion (de fermentation et de putréfaction excessives qui génèrent des toxines et des désagréments comme des gaz, des éructations, des douleurs...) sont dus à un repas trop acide et à une mastication insuffisante, qui ne permet pas à l'amylase salivaire de commencer son travail de digestion des amidons (féculents). Si les amidons ne sont pas prédigérés dans la bouche, alors ils arrivent dans l'intestin qui doit faire tout le travail (car l'estomac digère les protéines) et cela crée des fermentations.

Il est donc indispensable de MASTIQUER longuement le pain, les céréales et tous les féculents et de ne pas consommer d'aliments acides (tomates, vinaigre, moutarde, vin...) en même temps ou avant.

Un repas qui comporte trop d'aliments différents sera long à digérer, passera du temps dans l'intestin, ce qui est fatigant pour l'organisme. Le coup de barre après un repas est souvent le signe d'un trop grand effort du système digestif.

Les facteurs de mauvaise digestion peuvent aussi être dus aux déséquilibres suivants :

- excès de sucre ;
- excès de féculents ;
- trop de protéines en quantité ou différentes au cours du même repas ;
- excès de gras saturés ;
- insuffisance de fibres et de produits lacto-fermentés (transit et flore intestinale) ;
- une flore intestinale déséquilibrée car c'est elle qui achève la digestion des glucides, des protéines et des lipides.

Une autre notion est utile, c'est celle de la concentration des aliments en nutriments. En effet, un repas constitué majoritairement d'aliments concentrés en nutriments sera long à digérer et nécessitera de l'énergie. Plus le repas est concentré en nutriments, plus il sera acidifiant. Il convient de garder une juste proportion entre les aliments concentrés et ceux, plus riches en eau, qui seront majoritaires dans l'assiette.

À savoir :

- **aliments concentrés en protéines :** viandes, œuf, poisson, produits laitiers, légumineuses (lentilles, pois cassés...) ;
- **aliments concentrés en amidon :** céréales comme le blé, le riz, l'avoine ;
- **les aliments peu concentrés et riches en eau :** légumes et fruits.

Éviter de mélanger plus de cinq aliments différents au cours du même repas, boisson incluse.

Laisser un délai suffisant (5 heures minimum) entre chaque prise de nourriture (aucun grignotage).

Le corps étant constitué de 70 % d'eau, lui donner 70 % d'aliments riches en eau, c'est-à-dire les fruits et les légumes (aliments non concentrés). Les aliments concentrés constituent le reste du repas et il est préférable de ne pas trop les associer.

CHAPITRE 8

ALIMENTATION ET PRINCIPES DE SANTÉ

SURCHARGES ET CARENCES

L'alimentation devrait apporter ce dont le corps a besoin et seulement cela, afin de n'entraîner ni surcharges ni carences.

Les surcharges proviennent notamment des pesticides, des additifs dans les aliments industriels, des sucres raffinés, de la cuisson des aliments ou de mauvaises associations alimentaires. Elles provoquent : maladies métaboliques, diabète, surpoids, problèmes circulatoires, maladies de peau, inflammations, maladies dégénératives...

Les carences proviennent essentiellement d'un manque d'apport de végétaux de qualité (frais, biologiques, crus), d'un apport en matière grasse déséquilibré ou d'une cuisson inappropriée qui dénature les aliments. Parfois, c'est l'apport de glucides et de fibres qui est insuffisant. Les carences entraînent : baisse du système immunitaire, perte d'élasticité de la peau, baisse du tonus musculaire.

Une alimentation qui apporte ce dont le corps a besoin et seulement cela respectera *de facto* :

- l'équilibre acido-basique du corps (un terrain acide est propice au développement de pathologies) ;
- la flore intestinale ;
- la barrière intestinale.

ÉQUILIBRE ACIDO-BASIQUE

L'homéostasie est le processus de régulation par lequel l'organisme maintient les différentes constantes comme la température à 37 °C, et le pH (ou potentiel hydrogène) sanguin à environ 7,4.

Le pH, qui permet de définir si un milieu est acide ou basique selon la concentration en ion hydrogène, se mesure sur une échelle de 0 à 14, où 7 est neutre. Plus le pH est faible (en dessous de 7), plus le milieu est acide. À l'inverse, plus le pH est élevé, plus le milieu est basique (ou alcalin, c'est la même chose).

Par exemple, le vinaigre a un pH de 3, le café de 5. Dans l'organisme, la salive est à 7,1, le sébum de la peau est plus acide, autour de 5,2.

Le pH urinaire d'une personne en bonne santé se situe entre 6,5 et 7,5.

L'équilibre acido-basique est instable. Des variations de pH sanguin sont possibles entre 7,35 et 7,45 et compatibles avec la santé. Au-delà, on parle de terrains pathologiques.

Le métabolisme des nutriments entraîne une production d'acides. Plus un aliment est concentré en nutriment, plus sa digestion entraîne une production d'acides, qui sont théoriquement éliminés la nuit pendant le jeûne nocturne. Le pH de la première urine le matin est donc normalement acide et doit ensuite revenir au neutre.

Si ce n'est pas le cas, cela indique qu'il y a trop d'acides stockés. Pour revenir à l'équilibre et conserver le pH autour de 7,4, le corps va utiliser les réserves de minéraux de l'organisme (les acides sont compensés par ces minéraux). Ces réserves sont prises dans les dents, les cartilages, les os, entraînant une déminéralisation, qui fragilise et est à la source de caries, arthrose et ostéoporose, chute des cheveux, ongles striés, baisse de vitalité.

L'acide que l'organisme n'a pas réussi à éliminer est stocké dans le tissu qui soutient les organes nobles (appelés mésenchyme) comme le cœur, les viscères, les muscles, le squelette, les vaisseaux. Cette accumulation va dégrader la qualité des tissus, entraîner un durcissement, et limiter les échanges entre l'organe et le milieu intérieur. Les tissus agressés par les déchets acides peuvent subir des inflammations, des lésions : gastrites, arthrite, problèmes de peau, etc.

Les causes de l'accumulation d'acides

Ce sont :

- trop d'aliments acides : vinaigre, cresson, vin, sodas, cassis, oranges ;
- trop d'aliments acidifiants (trop d'aliments concentrés en nutriments) : café, thé, cacao, céréales, légumineuses, sucres, fromages, viandes, volaille, poisson. Les aliments acidifiants produisent de l'acide urique, sulfurique, acétique, lactique et phosphorique ;

- insuffisance d'aliments alcalinisants (légumes verts, fruits) ;
- mauvaise digestion qui va entraîner des résidus acides ;
- manque d'oxygénation qui ralentit l'élimination des acides volatils ;
- activité physique intense qui génère une production d'acide lactique ;
- stress et surmenage qui entraînent une production d'acide.

Du point de vue de l'équilibre acido-basique, l'alimentation devra comporter une majorité d'aliments non concentrés et pauvres en acides : légumes verts, fruits doux, des féculents végétaux comme les patates douces et les pommes de terre.

FAITES LE TEST !

Procurez-vous en pharmacie des bandelettes ou rouleaux pour tester le pH urinaire (aussi appelé papier tournesol) et faites le test plusieurs jours de suite :

- le matin à la deuxième miction ;
- avant le repas de midi ;
- avant le repas du soir.

Si vos résultats sont majoritairement compris autour de 6,5, votre équilibre acido-basique est respecté.

Si vos résultats sont majoritairement inférieurs à 6, votre alimentation et votre hygiène de vie peuvent être optimisées. N'hésitez pas à appliquer les conseils de cet ouvrage et à consulter un naturopathe.

LA FLORE INTESTINALE

La flore intestinale, aussi appelée microbiote intestinal, est formée de 100 000 milliards de microbes !

Celle flore intestinale vit dans nos intestins, elle y trouve sa nourriture et pèse quelques kilos ! On la trouve tout au long du tube digestif avec une densité maximale au niveau du côlon.

Le microbiote intestinal est formé à la naissance. Il contribue à la conversion des aliments en nutriments et en énergie (dégradation des fibres, fermentation des aliments), participe à la synthèse des vitamines B et de la vitamine K ainsi qu'à la maturation du système immunitaire. Ce microbiote joue aussi un rôle sur le stockage des graisses et la régulation de l'appétit.

Plus récemment, on a découvert qu'il existe un axe intestin-cerveau. Un réseau bidirectionnel permet au cerveau d'influer sur les activités du tube digestif et à l'intestin d'exercer une action sur le cerveau. On parle même de deuxième cerveau !

Ainsi, l'équipe du Professeur Collins (Université Mc Master d'Hamilton au Canada) a montré qu'un traitement oral d'une semaine par plusieurs antibiotiques chez la souris adulte induit des perturbations de la composition des populations bactériennes du colon, un comportement anxieux, ainsi qu'une élévation du taux d'une protéine impliquée dans la croissance et la survie des neurones, dans l'hippocampe et l'amygdale, régions du cerveau respectivement impliquées dans la mémoire et l'apprentissage d'une part, l'humeur et la mémoire d'autre part. Pour Stephen Collins, les bactéries résidentes intestinales pourraient produire des substances actives sur le cerveau. On sait aujourd'hui que le système nerveux digestif (appelé aussi système nerveux entérique) produit de la sérotonine (un neurotransmetteur que l'on trouve dans le cerveau et qui régule l'humeur).

Deux cents millions de neurones résident dans notre ventre, participent à la digestion et envoient des informations à notre cerveau ! Nos émotions peuvent agir sur notre système digestif ; l'inverse est aussi vrai !

Notre flore intestinale mérite donc le plus grand soin, une bonne nourriture et un entretien adéquat. Entretenir notre flore intestinale, c'est aussi prendre soin de notre cerveau !

Ce qui est déconseillé pour notre flore intestinale

Citons notamment :

- les sucres rapides et édulcorants ;
- trop de glucides ou trop de protéines ;
- les antibiotiques (parfois indispensable pour rétablir la santé, ils seront suivis d'une cure de probiotiques)

Comme en prendre soin ?

En évitant ce qui est déconseillé tout d'abord !

En mangeant des fibres car le microbiote se nourrit de fibres : fruits et légumes, céréales complètes.

En consommant des produits lacto-fermentés : les plus célèbres en France sont sans doute le traditionnel yaourt et la choucroute ! Mais aussi le pain au levain, la pâte miso (aliment japonais qui sert de base aux soupes ou aux sauces), le kéfir...

On parle de dysbiose intestinale quand le microbiote est déséquilibré, ce qui entraîne une altération de la paroi intestinale (porosité intestinale) laissant passer des molécules qui ne devraient pas arriver là.

LES PROBIOTIQUES

Les probiotiques sont des ferments lactiques, des micro-organismes vivants comme ceux présents dans le microbiote intestinal. Ils participent à l'équilibre du microbiote en favorisant les bonnes bactéries. On en trouve dans les aliments fermentés comme la choucroute crue, les yaourts, le tofu, le miso, la levure de bière active.

Les prébiotiques – la nourriture des probiotiques – sont les fibres végétales contenues dans les fruits, les légumes, les légumineuses et les céréales complètes.

LA BARRIÈRE INTESTINALE

Vous avez peut-être déjà entendu parler de barrière intestinale, de porosité intestinale ou encore d'hyperperméabilité intestinale (en anglais *leaky gut syndrome*). De quoi s'agit-il ?

L'intestin grêle est situé entre l'estomac et le gros intestin (le côlon). Il mesure environ 6 mètres de long et sa fonction principale est d'absorber les nutriments : les nutriments passent la barrière de l'intestin pour aller dans des vaisseaux sanguins et lymphatiques et être distribués aux cellules.

La paroi de l'intestin grêle possède quatre couches de tissu. L'une d'elles, la muqueuse, contient des cellules absorbantes (appelées aussi entérocytes) qui digèrent et absorbent les nutriments. La paroi de l'intestin forme de nombreux replis circulaires, d'une surface de près de 300 m^2 s'ils étaient mis à plat, ce qui offre une très grande surface de contact pour le passage des nutriments.

Chaque repli est hérissé de villosités, sorte de petits poils courts. On parle aussi de « bordure en brosse » car cela ressemble à une brosse à poils courts. Chaque villosité comporte un réseau de capillaires sanguins et lymphatiques permettant le passage des nutriments dans le sang ou la lymphe.

Tous les nutriments, à l'exception de ceux qui résultent de la digestion des lipides, passent par le sang pour aller vers le foie qui va stocker le glucose excédentaire (sous forme de glycogène, une sorte de réserve qui est limitée), puis vont dans la circulation générale. Quand la réserve de glycogène est atteinte, une autre forme de mise en réserve s'effectue par la transformation du sucre en graisse, beaucoup moins limitée en quantité ! Ce processus explique principalement la prise de poids quand il y a un excédent chronique en sucre (sucres rapides, sucres cachés, produits raffinés…). Les produits de la digestion des lipides passent par la lymphe (sauf les acides gras à chaîne courte qui passent aussi par la circulation générale). L'excédent sera stocké dans le tissu adipeux.

Revenons à la paroi de notre intestin grêle, une merveille de précision, qui laisse passer les nutriments, comme nous venons de le voir, et qui a aussi pour fonction, à l'inverse, de bloquer le passage des molécules nocives pour notre organisme (molécules étrangères, molécules insuffisamment digérées comme des protéines, bactéries), si tout va bien…

Les faiblesses de la barrière intestinale

Entre chaque cellule absorbante (entérocyte), il y a un espace, appelé la « jonction serrée », qui bloque le passage des molécules indésirables. Cet espace peut se distendre, devenir moins perméable.

Une protéine humaine, la zonuline, fabriquée par la muqueuse intestinale pour se protéger des bactéries aurait aussi une influence sur cette barrière intestinale. Un lien a été établi entre la production excessive de zonuline quand il y a trop de bactéries et la perméabilité intestinale.

Quand il y a de grosses molécules qui traversent, on parle de perméabilité ou d'hyperperméabilité quand il y en a trop qui traversent. Plusieurs facteurs peuvent altérer la paroi de l'intestin et causer cette perméabilité :

▶ Certaines maladies sont en lien avec une altération de la barrière intestinale. C'est le cas de la maladie de Crohn ou des allergies au gluten ou au lactose.

▶ Les protéines qui favorisent le rôle de barrière des jonctions serrées font l'objet d'attaques. Tout d'abord par la prolifération bactérienne mais aussi l'alcool et certains médicaments comme les antibiotiques (surtout sur une longue durée) ou les anti-inflammatoires. Toutefois, l'altération de la barrière est réversible à l'arrêt des médicaments. Les entérocytes se renouvellent en 48 à 72 heures.

▶ La dysbiose intestinale (le déséquilibre de la flore intestinale), due à une alimentation déséquilibrée qui va favoriser une flore de fermentation si les glucides sont prédominants, ou de putréfaction.

▶ La candidose chronique. La candidose digestive chronique est une prolifération de champignons de type *candida*, mal connue, et qui entraîne des symptômes tels que la fatigue chronique, des troubles digestifs, une forte attraction pour le sucre. La candidose est en lien avec le déséquilibre de la flore intestinale et l'altération de la barrière intestinale.

▶ Certains aliments sont également suspectés d'avoir une incidence sur la barrière intestinale, particulièrement le gluten, surtout en quantité importante. Le blé moderne et l'alimentation moderne ont vu la concentration en gluten (un ensemble de protéines végétales) augmenter, ce qui, sur certains terrains prédisposés, finit par altérer la barrière intestinale, laissant passer les molécules indésirables. C'est une forme de sensibilité au gluten qui n'a rien à voir avec l'intolérance au gluten.

Une alimentation équilibrée permettra de répondre aux besoins en nutriments de l'organisme, nécessaires à la paroi de l'intestin, comme au reste du corps. Le zinc par exemple (que l'on trouve dans le jaune d'œuf, les fruits de mer, les céréales complètes, les légumineuses, la viande) est un nutriment essentiel au bon fonctionnement de la muqueuse intestinale mais aussi la vitamine A, l'acide folique, les oméga-3...

LA QUESTION DU GLUTEN

Le gluten est un mélange de protéines combiné avec de l'amidon, que l'on trouve dans toutes les céréales. On distingue deux types de gluten : les prolamines (qui sont responsables de l'intolérance au gluten dont souffrent les malades cœliaques) et les glutélines.

Le gluten du blé et des espèces proches est le seul à avoir des propriétés élastiques et extensibles, car elles capturent les bulles d'air. On parle d'un gluten panifiable. L'orge est une céréale impanifiable. Pourtant, sa graine contient des protéines similaires à celles du blé et est donc déconseillée aux malades cœliaques.

D'autres céréales comme le riz, le sorgho et le millet possèdent des protéines qui peuvent être consommées sans risque par les malades cœliaques. C'est pourquoi on parle couramment de céréales sans gluten (même si elles contiennent des prolamines).

Seuls le quinoa, l'amarante et le sarrasin, qui sont des semences et non des céréales, ne contiennent pas de gluten.

Intolérance ou allergie ?

▶ L'allergie au blé : assez rare, elle va se manifester par des démangeaisons et rougeurs au niveau du visage, du système respiratoire et digestif. Elle se déclenche immédiatement après l'absorption de blé.

▶ La maladie cœliaque est une maladie auto-immune qui se manifeste par une intolérance au gluten affectant l'intestin grêle et entraînant notamment une moins bonne assimilation des nutriments.

▶ La sensibilité au gluten, controversée, se manifeste par des symptômes qui apparaissent peu de temps après l'ingestion de gluten : problèmes intestinaux (crampes, ballonnements...), articulaires, fatigue inexpliquée, nez qui coule...

Les conséquences de la porosité intestinale

Ponctuel ou chronique, le passage de molécules indésirables a une incidence sur l'organisme : allergies, maladies auto-immunes ou maladies inflammatoires.

La sécrétion d'anticorps, en réaction aux molécules indésirables en excès, entraîne un dérèglement immunitaire. Le Dr Seignalet[4] a largement étayé cette piste, en expliquant que la perméabilité intestinale permettait à certaines maladies auto-immunes de s'exprimer quand le terrain génétique y était favorable. J'ai pu vérifier cette thèse avec la spondylarthrite ankylosante (inflammation chronique des articulations) qui, tout en étant attribuable en partie à une prédisposition génétique (le gène HLA B27), réagit favorablement à une alimentation hypotoxique telle que proposée par le Dr Seignalet. D'ailleurs, tous les porteurs du gène HLA B27 ne déclarent pas cette maladie, multifactorielle.

4. *L'Alimentation ou la troisième médecine,* Éditions du Rocher, 2012.

La porosité intestinale entraîne le passage de molécules indésirables en excès, ce qui stimule le système immunitaire qui finit par surréagir et devenir réactif à des molécules habituellement bien tolérées.

Un passage excessif de protéines alimentaires insuffisamment digérées est en lien avec les allergies au lait de vache, au gluten mais aussi avec des pathologies inflammatoires chroniques (rhumatisme inflammatoire ou spondylarthrite ankylosante par exemple), certaines migraines, des problèmes de peau, une fatigue chronique ou des douleurs intestinales.

Comment préserver la barrière intestinale ?

En ayant une alimentation équilibrée, pauvre en sucre et en gluten.

Si la barrière est altérée, il convient d'en trouver l'origine et de traiter la cause. Un régime alimentaire spécifique sera souvent nécessaire. Un naturopathe pourra vous accompagner dans cette démarche.

La glutamine est réputée préserver les entérocytes et pourra être recommandée quand la barrière intestinale est altérée. Des compléments alimentaires pour rééquilibrer le microbiote (flore intestinale) s'avèrent souvent nécessaires. On trouve d'excellents compléments qui contiennent à la fois de la glutamine, des anti-inflammatoires naturels et des prébiotiques ou probiotiques favorables à la flore intestinale, par exemple :

- Perma-Royal du laboratoire La Royale ;
- UltraDyn du laboratoire Bionutrics ;
- Permea Régul du laboratoire Copmed.

CHAPITRE 9

NOURRITURE, SOURCE DE VIE

Les aliments favorisant la santé sont des aliments naturels, exempts de toxines, peu ou pas transformés. Simplicité rime avec vitalité !

LES ALIMENTS NON DÉNATURÉS

La santé, c'est peu de surcharges et peu de carences. Ce qui revient à se demander de quelle façon s'alimenter pour :

- maximiser la valeur en nutriments de ce que nous ingérons ;
- minimiser les toxines, issues de la dégradation des aliments pendant la digestion et des toxiques présents dans l'aliment en lui-même.

Tout d'abord, on peut veiller à une moindre dénaturation.

Qu'est-ce qui dénature un aliment ?

La dénaturation concerne le mode de production, de conservation et de cuisson des aliments.

La cuisson

Les vitamines et les antioxydants contenus dans les végétaux sont très sensibles à la température. À partir de 60 °C, les vitamines hydrosolubles sont détruites (vitamine C notamment) ! Les enzymes commencent à être détruites dès 50 °C, or les enzymes contenues dans les aliments permettent leur digestion. Sans elles, la digestion se fera à l'aide des enzymes présentes dans notre corps, amenuisant les réserves enzymatiques de l'organisme.

La cuisson excessive des fibres transforme une partie des fibres et des sucres complexes en sucres simples qui ont un index glycémique plus élevé et sont moins intéressants pour la santé.

Du moins au plus nocif : cuisson à l'étouffée ou à la vapeur douce, cuisson au micro-ondes, cuisson à l'eau (100 °C), cocotte-minute (150 °C), friture, grillage et fumage (plus de 250 °C).

ET LE MICRO-ONDES ?

La cuisson au micro-ondes suscite beaucoup d'interrogations et de nombreuses informations sur sa dangerosité circulent. Pourtant, il n'existe aucune étude scientifique démontrant un quelconque risque sur la santé, à condition de ne pas réchauffer d'aliments dans des récipients en plastique (certains composants du plastique peuvent se propager dans les aliments).

La température de cuisson ne dépasse pas 100° C, ce qui est inférieur à la cuisson à la poêle ou au four et le temps de cuisson est souvent plus court. Les vitamines seront mieux préservées, surtout si on ajoute peu d'eau.

Il faut cependant veiller à bien respecter la chaîne du froid car la température de cuisson est souvent trop faible pour tuer les bactéries, contrairement à d'autres modes de cuisson.

La transformation

Citons notamment les procédés suivants :

- broyage ;
- extraction de l'eau ;
- extraction de l'huile pour les oléagineux ;
- transformation chimique ;
- adjonction de sel et d'additifs...

Il faut donc privilégier les aliments les moins transformés possible...

L'ALIMENTATION VIVANTE

Le principe de l'alimentation vivante est de consommer des aliments crus, biologiques de préférence et qui n'ont pas subi de transformation, exception faite de la germination et de la fermentation qui ne dénaturent pas les aliments mais augmentent leur valeur nutritive (nous verrons plus loin en quoi cela consiste). Seule la cuisson douce est utilisée (inférieure à 40 °C). Les adeptes de l'alimentation vivante excluent en général les aliments d'origine animale.

Un végétal, une plante, est composé d'un ensemble de molécules qui fonctionnent ensemble et qui apportent plus que les molécules prises isolément. C'est le principe du totum de la plante, notion fondamentale en phytothérapie. Des végétaux crus, exempts de transformation vont être favorables aux êtres vivants qui les consomment.

Si l'alimentation vivante est l'alimentation crue, alors qu'en est-il de l'alimentation à base d'aliments cuits ? Peut-on dire qu'il s'agit d'une alimentation morte ? Après l'ingestion d'aliments cuits, le nombre de globules blancs (leucocytes) augmente. Les globules blancs sont des cellules du système immunitaire qui jouent un rôle essentiel dans la lutte contre les infections. Les études sur ce sujet indiquent une augmentation significative des globules blancs quand les aliments ingérés sont cuits à la cocotte-minute (qui a une température d'ébullition de 120 °C) et, dans une moindre mesure, quand les aliments sont cuits à la vapeur. La plus faible augmentation est constatée quand des aliments crus sont pris au cours d'un repas avec des aliments cuits à la vapeur.

Retenons que plus la part d'aliments crus est importante, plus la leucocytose est faible. Les travaux du Dr Kouchakoff, en 1930, à l'Institut clinique de Lausanne, relient cette augmentation des globules blancs consécutive à un repas majoritairement cuit à une sollicitation du système immunitaire potentiellement pathologique (recherches publiées en 1937 dans l'article « Nouvelles lois de l'alimentation humaine basées sur la leucocytose digestive »). Il n'existe pas d'étude confirmant cette hypothèse.

En revanche, de nombreuses études confirment l'incidence pathologique de l'ingestion d'aliments cuits contenant des molécules de Maillard, du nom du chimiste qui a découvert cette réaction (la réaction de Maillard est une réaction chimique qui se produit entre les glucides et les protéines lors de la cuisson et qui donne l'odeur du pain cuit ou des croissants). Lors de la dernière étape de cette réaction, (brunissement des aliments), se forment des AGE (advance glycation endproducts ou produits terminaux de la glycation en français) qui sont pro-oxydants et pro-inflammatoires. Leur impact est avéré sur les maladies métaboliques et cardiovasculaires et un excès dans l'organisme accélère le vieillissement.

On limitera l'apport d'AGE alimentaires en évitant tout ce qui est grillé, rôti ou frit (frites, chips, pain grillé, grillades en général, céréales extrudées, cracker...) et en cuisant les aliments modérément. La viande rouge et les produits laitiers en contiennent aussi beaucoup (beurre, fromage).

Notre corps fabrique aussi des AGE à partir du sucre circulant dans l'organisme, particulièrement en cas de montée rapide de la glycémie, qu'il convient donc de maîtriser en évitant les sucres raffinés et en privilégiant les aliments à index glycémique bas (voir page 53).

Les avantages

Les végétaux biologiques ne contiennent pas de pesticides et ont une teneur en vitamines élevée. Les fruits et légumes bios sont généralement plus riches en vitamine C et en bêtacarotène, du fait de leur mode de production.

Les aliments consommés ne sont pas dénaturés par la cuisson ou la transformation et leur valeur nutritive est intacte.

Les aliments sont naturels, ils ne contiennent ni additifs ni conservateurs.

Les inconvénients

Les aliments cuits peuvent être plus faciles à digérer.

Un plat chaud réchauffe en hiver, tout comme une boisson chaude, qui permettra à l'organisme de préserver son énergie.

Ni tout cru, ni tout cuit !

Comme en tout, faire preuve de nuance est possible.

Augmenter la part des aliments crus, des graines germées et des aliments lacto-fermentés, cuire les aliments sans les dénaturer… sera bénéfique et conforme aux principes de la naturopathie évolutive pour conserver santé et vitalité.

L'alimentation sera la plus naturelle possible : biologique quand cela est possible, contenant une grande part d'aliments crus. Les aliments cuits le seront à la vapeur, ou à basse température, à l'étouffée.

PEUT-ON CONTINUER À BOIRE DES BOISSONS CHAUDES ?

L'eau est un solvant qui permet d'extraire les principes actifs des végétaux. La chaleur augmente ce pouvoir de dissolution et l'assimilation en est également accrue. On profitera ainsi des bienfaits des plantes en consommant des tisanes. L'eau chaude pure, par sa seule absorption, va favoriser le transit et le travail du foie, particulièrement le matin à jeun.

LES GRAINES GERMÉES

Appréciées pour leur saveur, elles agrémentent les salades et relèvent toutes les préparations culinaires. Une seule règle : les consommer crues pour préserver leurs propriétés.

La germination des graines est un processus biochimique qui transforme les nutriments présents dans la graine et en active de nouveaux. Ainsi, les protéines présentes dans la graine sont transformées en acides aminés, assimilables plus facilement. La quantité de minéraux augmente lors de la germination, tout comme les vitamines qui peuvent atteindre des taux exceptionnels. Des enzymes et des phytonutriments se développent lors de ce processus unique qui confère aux graines germées leur statut d'aliment santé par excellence. Pauvres en calories, elles peuvent être consommées chaque jour.

LA FERMENTATION

▶ La fermentation est un moyen de conserver les aliments. C'est le seul qui améliore leur valeur nutritive, et les rend plus digestes.

▶ La fermentation est un processus par lequel le sucre d'un aliment (amidon des végétaux ou lactose du lait) est transformé en acide lactique, en alcool ou en acide acétique (vinaigre).

▶ En alimentation vivante, on parle de lacto-fermentation qui augmente la quantité des bonnes bactéries probiotiques (ce sont elles qui donnent ce goût caractéristique aux aliments lacto-fermentés, comme la choucroute, un des plus répandus), tout en préservant l'aliment lacto-fermenté des moisissures et des mauvaises bactéries.

▶ Les aliments lacto-fermentés voient leur valeur nutritive augmenter, tout comme les graines germées, et sont bénéfiques pour le système digestif.

▶ Les aliments lacto-fermentés ne contiennent pas de lactose et peuvent être consommés par les personnes intolérantes au lait car ils ne contiennent pas de protéines allergisantes du lait.

▶ Parmi les plus courants, citons la choucroute, le yaourt, le miso, les olives, le kéfir, le kombucha, les prunes umeboshi, les légumes lacto-fermentés… que l'on trouve en magasin biologique ou que l'on peut faire soi-même.

CHAPITRE 10

LES CURES EN NATUROPATHIE

Selon les écoles ou les courants, on parle de deux, trois, voire quatre cures en naturopathie.

La cure de détoxication (appelée aussi cure détox) et la cure de revitalisation sont les deux cures majeures.

La cure de stabilisation consiste à maintenir l'équilibre biologique après les cures de détoxination et de revitalisation.

Vous entendrez parfois parler de la cure antiradicalaire qui consiste à apporter des antioxydants (aliments spécifiques riches en antioxydants ou compléments alimentaires) pour leurs vertus détoxifiantes, tout en limitant les facteurs oxydants (tabac, alcool, surmenage, rayons X, UV, pollution...). En pratique, ce principe est intégré à la cure détox (ou dans une seconde phase si la détox est un jeûne ou une monodiète).

Nous développerons ici les deux cures majeures que sont la cure de détoxication et la cure de revitalisation car ce sont elles qui permettent, respectivement, de nettoyer l'organisme de ses surcharges et de combler les carences. Une fois l'équilibre rétabli, il convient de le maintenir, de le stabiliser, ce que proposent les cures de stabilisation qui consistent à adopter une alimentation et une hygiène de vie propres à maintenir cet équilibre.

LA CURE DE DÉTOXICATION

Elle vise à nettoyer l'organisme des surcharges et toxines avec une alimentation adaptée qui met au repos le système digestif et permet la lyse (digestion) des toxines accumulées dans l'organisme (le corps puise dans ses propres réserves ce dont il a besoin) et qui imprègnent les tissus mais aussi des kystes, abcès, excroissances et autres tissus « morbides ».

La durée et l'intensité de cette cure doivent être déterminées en fonction de l'état de santé général.

En outre, en se débarrassant des toxines, les échanges se font mieux, les cellules sont mieux nourries.

Pour mettre au repos le système digestif, on procède par jeûnes de courte durée, monodiètes, cures saisonnières ou régimes hypotoxiques.

En parallèle, le drainage des émonctoires (reins, intestins, poumons, peau, foie) et leur stimulation (réflexologie, massages, yoga, plantes...) permettront de favoriser les éliminations.

Cette cure est un moment privilégié pour se recentrer, pratiquer la méditation, la relaxation, être en contact avec la nature.

RAPPEL

L'élimination permet d'évacuer les toxines et déchets hors du corps par le biais de portes de sortie, qu'on appelle émonctoires : les reins qui filtrent les substances toxiques présentes dans le sang puis les éliminent dans l'urine, les intestins qui évacuent les toxines qui proviennent de l'alimentation, les poumons pour les déchets gazeux et la peau par le biais de la sueur et du sébum. Le foie a un rôle majeur car c'est lui qui détoxifie, trie et permet d'évacuer vers les intestins ou les reins.

LA CURE DE REVITALISATION

Elle a pour objectif de rééquilibrer l'alimentation et de combler les carences afin de retrouver toute la force vitale naturelle.

Cette cure tient compte du mode de vie, qui est plus ou moins consommateur de minéraux, vitamines… La vie dans les villes, le stress, la pollution, le manque de contact avec la nature sont autant de facteurs à prendre en compte.

Cette cure débouche sur un plan nutritionnel adapté à chacun, qui permettra de conserver force vitale et équilibre interne. Cette étape est parfois appelée cure ou phase de stabilisation.

Ce plan nutritionnel fait la part belle aux végétaux, crus et cuits, qui constituent idéalement 80 % de l'alimentation avec un apport en protéines de qualité. Le rythme de vie, la constitution, l'environnement seront pris en compte pour proposer un plan nutritionnel personnalisé qui s'accompagnera de conseils en hygiène vitale (exercices de respiration, contact avec la nature…) et, si nécessaire, de la prise de compléments alimentaires (par exemple un fumeur aura besoin d'une supplémentation en vitamine C, une personne soumise à un stress permanent gagnera à faire des cures de magnésium, un sportif végétarien pourra intégrer dans son alimentation de la spiruline, riche en protéines végétales…).

L'être humain voit son énergie vitale fluctuer en fonction des saisons mais aussi des événements, du cours de la vie. En médecine chinoise, chaque saison est porteuse d'une énergie spécifique, en rapport avec les organes du corps. Chaque saison démarre un cycle qui relie les organes entre eux. Il suffit qu'un organe s'affaiblisse pour que la circulation de l'énergie soit bloquée. La relation entre le flux d'énergie et les saisons est l'une des clés de la médecine chinoise.

RELATION ENTRE LES SAISONS ET LES ORGANES EN MÉDECINE CHINOISE

- Printemps : foie (vésicule biliaire)
- Été : cœur (intestin grêle)
- Fin de l'été et intersaisons : rate (pancréas)
- Automne : poumons (gros intestin)
- Hiver : reins (vessie)

La médecine ayurvédique privilégie également les cures aux changements de saison pour favoriser l'élimination des toxines.

SE POSER LES BONNES QUESTIONS AVANT DE COMMENCER UNE CURE

Avant de commencer une cure, demandez-vous quels sont vos objectifs, quelle est votre motivation, afin de définir la cure qui vous conviendra le mieux. Il serait totalement contre-productif de faire un jeûne qui tourne à l'obsession ou une cure qui ne vous procure aucun plaisir. Choisissez le bon moment (la rentrée est souvent synonyme de grande activité et de stress, donc à éviter) et la durée. Un naturopathe peut vous conseiller utilement.

QUELQUES EXEMPLES DE CURES

La cure de printemps, une cure détox qui reminéralise

Le printemps est la période de grand nettoyage, de renouveau, dans la maison et dans notre corps. Il suffit de consommer les légumes de saison (voir ci-après), d'augmenter la part de légumes crus et cuits dans l'alimentation, de fruits frais, de veiller à un apport régulier de glucides et de protéines végétales de bonne qualité, tout en supprimant pendant cette période les toxines (café, alcool...) et les aliments industriels. Les fruits oléagineux et les huiles bio compléteront cette cure.

Le simple fait d'augmenter la part de légumes et de fruits de saison, frais et biologiques, dans l'alimentation va augmenter l'apport en minéraux et en vitamines et favoriser la détox, le drainage. Votre peau et votre vitalité seront les premiers témoins de ces bienfaits.

Quelques légumes recommandés :

- **Le céleri,** riche en vitamines C et B9, est dépuratif (intestins) et diurétique.
- **L'asperge** pour le drainage, riche en phosphore et en vitamine B9.
- **Les choux,** très bénéfiques pour le foie du fait des composés soufrés, mais aussi riches en vitamine C et en vitamines du groupe B.
- **Les poireaux** pour les intestins, riches en fibres, en eau, en vitamines du groupe B et diurétiques.
- **Les carottes,** antioxydantes (caroténoïdes), régulent le transit.
- **La betterave,** fantastique pour le foie, mais aussi pour les intestins, et riche en antioxydants et en vitamines.
- **Le pissenlit,** avec son amertume caractéristique, est bénéfique pour le foie, mais aussi le radis, l'artichaut, l'aubergine, la laitue, l'ail et l'oignon, l'avocat, le citron...

La cure d'automne

L'automne est une saison de transition qui permet à la nature, comme à l'être humain, de se préparer à l'hiver. La cure d'automne en naturopathie s'inspire de la médecine chinoise et cible les poumons et le gros intestin.

Des plantes expectorantes pourront être utiles, tout comme ce qui favorise le transit si celui-ci est ralenti. Des exercices de respiration, de la marche, du yoga qui conjugue respiration et travail des organes digestifs et de l'intestin auront toute leur place dans cette cure. Pendant cette période, on évitera les graisses saturées et les amidons.

Si la vitalité le permet, une cure de raisin (aussi appelée cure uvale) pendant quelques jours, permettra d'éliminer les toxines accumulées pendant l'été, de nettoyer les intestins et d'améliorer considérablement le transit. C'est une cure qui allège le corps et l'esprit, qui dynamise et qui permet de retrouver une vitalité optimale avant l'hiver.

La cure de raisin est une monodiète (qui consiste à ne manger qu'un seul aliment), à base de raisin biologique et d'eau. La peau ou les pépins peuvent être irritants en trop grande quantité, il faut veiller à choisir les variétés qui vous conviennent et à les varier. Cette cure est déconseillée aux diabétiques et aux personnes faibles ou malades.

Comme dans toute monodiète, la reprise alimentaire doit être progressive, d'abord les légumes et les fruits, puis des protéines animales en petite quantité (un œuf, un yaourt, puis un peu de poisson...) puis un peu de féculents.

Une cure détox reminéralisante

Voici l'exemple d'une cure que j'ai proposé à une femme de 45 ans en bonne santé avec une très légère surcharge pondérale et quelques problèmes de rhinite, ne prenant pas de médicaments, vivant en ville, dans un environnement relativement stressant (travail, rythme, pollution), pratiquant le jogging une fois par semaine pendant 45 minutes et ayant une alimentation sans produits transformés mais non biologique et comportant de la viande, des produits laitiers et des céréales.

Tout d'abord, pour accélérer les fonctions d'élimination et se mettre en mouvement, le retour du travail le soir se fera à pied au lieu de prendre les transports en commun. Le trajet étant relativement à l'écart de la circulation, il permet de favoriser la respiration et le drainage des sécrétions bronchiques (la marche en pleine nature serait plus bénéfique mais pas compatible avec la vie de cette personne pour le moment).

Pendant trois semaines, l'alimentation sera composée de la façon suivante :

- Le week-end, une monodiète de raisins ;
- La semaine, des fruits et légumes cuits et crus, des légumineuses biologiques, un peu d'huile végétale de qualité, du quinoa et du sarrasin et un peu de poisson le midi ;
- Une tisane drainante le matin, accompagnée de fruits frais

Pour stimuler les émonctoires, une séance de réflexologie plantaire une fois par semaine ; cette séance est également un moment privilégié pour faire un point sur la cure, ses ressentis, et pour prendre du temps pour soi, se recentrer, se relaxer.

Pendant ces trois semaines, l'heure du coucher a été avancée pour permettre un repos optimum (22 h 30) et les activités habituelles du soir (ordinateur ou série TV) ont été remplacées par un bain ou de la lecture.

J'ai associé à cette cure du plasma marin (eau de mer sous sa forme naturelle, très concentrée en minéraux et oligoéléments qui permet de reminéraliser rapidement l'organisme) à raison d'une ampoule chaque matin pendant trois semaines.

À l'issue de cette cure, une réintroduction progressive de la viande, des produits laitiers et des céréales a été faite, tout en conservant un objectif d'alimentation équilibrée et vitale, en prenant en compte les choix alimentaires de cette personne. Par ailleurs, la pratique du yoga deux fois par semaine complète désormais le programme d'hygiène vitale.

À propos du jeûne

Le jeûne permet d'économiser l'énergie vitale par la suppression de la digestion et de l'absorption, ce qui rend toute cette énergie disponible pour activer les éliminations et la lyse (destruction) des tissus pathologiques ou inutiles (kystes, cellules qui ont muté) qui vont être détruits en premier. La mise au repos de l'organisme permet aussi de régénérer le système immunitaire.

Le jeûne thérapeutique est proposé en Allemagne et en Russie en accompagnement des traitements conventionnels dans la prise en charge des maladies métaboliques, auto-immunes et de certains cancers. Le jeûne doit être suivi dans un cadre précis et sous contrôle médical ou avec un thérapeute connaissant bien le jeûne et ses particularités.

Toute réduction des apports alimentaires entraîne une activation des éliminations et est profitable. Si vous n'êtes pas encore prêt à faire un jeûne ou que votre emploi du temps ne vous le permet pas, vous pouvez alors profiter des effets bénéfiques d'une cure de détox ou d'une monodiète courte, plus simples à mettre en œuvre au quotidien ou encore du jeûne intermittent qui consiste à jeûner entre 12 et 15 heures entre 2 repas dans la journée, en général entre le dernier repas de la journée et le premier repas le lendemain. Une publication de 2016 dans la revue *JAMA Oncology* relate une étude menée par Catherine Marinac auprès de 2 400 femmes atteintes de cancer du sein qui confirme le bénéfice du jeûne intermittent. Un risque de récidive réduit de 36 % a été constaté (recul de onze ans pour un jeûne de 13 heures entre le repas du soir et le petit déjeuner le lendemain).

LES PLANTES UTILES POUR SOUTENIR UNE CURE

Ces informations sont indicatives et non exhaustives. Demander conseil à votre naturopathe ou à un professionnel de santé vous permettra d'obtenir un conseil personnalisé et de connaître les contre-indications ou précautions d'usage.

Quelques plantes utiles :

- **artichaut :** pour le foie, augmente la sécrétion de la bile ;
- **aubier de tilleul :** draineur puissant du foie et des reins, utile en cas de surcharges métaboliques ;
- **bardane :** dépuratif de la peau, mais aussi actif sur le pancréas ;
- **bouleau :** diurétique, éliminateur d'urée et acide urique, dépuratif, sudorifique, draineur des ganglions lymphatiques (bourgeons) ;
- **chardon-marie :** protection et régénération des cellules hépatiques ;
- **fumeterre :** dépurative, action sur le système digestif, régulatrice du flux biliaire ;
- **orthosiphon :** diurétique, draineur du sang, mais aussi actif sur le pancréas ;
- **eucalyptus :** draineur des poumons, tout comme le pin.

CHAPITRE 11

L'HYGIÈNE DE VIE

Bien sûr, vous savez qu'il est important de bien dormir, de faire du sport, d'avoir des activités diversifiées, physiques et intellectuelles, ludiques et donnant lieu à des apprentissages. Vous savez aussi qu'il est important de respecter votre rythme, de trouver un équilibre en toute chose.

Mais qu'en est-il réellement ? Je vous propose un petit test pour évaluer votre hygiène de vie, votre équilibre physique et psychique. Répondez aux questions sans trop y réfléchir, ce qui vous vient spontanément et honnêtement. Pour une question, si aucune des propositions ne vous convient parfaitement, répondez ce qui s'en rapproche. Ce test est simplement une évaluation personnelle, dans laquelle le jugement n'a pas sa place.

TEST D'ÉVALUATION DE VOTRE HYGIÈNE DE VIE, DE VOTRE ÉQUILIBRE PHYSIQUE ET PSYCHIQUE

1. En général, je me sens

A. Fatigué.e le matin et en forme le soir

B. Un peu fatigué.e tout le temps

C. En forme toute la journée

2. Quand je suis fatigué.e

A. Je me couche plus tôt ou je fais la sieste

B. Je prends des vitamines et/ou je bois plus de café

C. Je vais voir le médecin

3. Je dors plutôt

A. Bien

B. Très mal

C. Ça dépend des jours

4. Mon rythme de sommeil

A. Irrégulier

B. Régulier, la semaine et le week-end

C. Je récupère le week-end mon manque de sommeil

5. Je me réveille

A. Fatigué.e

B. En pleine forme

C. Il me faut un temps pour me lever

6. Je marche ou fais du vélo

A. Au moins 30 minutes par jour

B. Jamais

C. Occasionnellement

7. Je pratique une activité sportive régulière

A. 2 à 3 fois par semaine

B. Pas régulièrement ou jamais

C. Tous les jours

8. Le week-end

A. Je sors coûte que coûte

B. Je ne fais rien, je me repose

C. Un peu d'activité, cela dépend de mes envies

9. Mon alimentation est plutôt

A. Équilibrée

B. Une catastrophe

C. Correcte mais je pourrais faire mieux

10. Je mange des légumes crus

A. Jamais ou très rarement

B. À chaque repas

C. 1 à 2 fois par semaine

11. Et des légumes cuits

A. Jamais ou très rarement

B. À chaque repas

C. 1 à 2 fois par semaine

12. Je mange des fruits frais

A. Chaque jour

B. Rarement

C. Jamais

13. Je mange des céréales non raffinées et légumineuses (riz complet, sarrasin, pain complet, lentilles, fèves...)

A. Chaque jour

B. Jamais

C. Rarement

14. Je bois du vin

A. Tous les jours

B. Jamais

C. 1 à 2 fois par semaine

15. Quand je bois du vin, quelle quantité en général ?

A. 1 à 2 verres

B. 3 à 5 verres

C. Je ne peux plus les compter

16. Je bois des alcools forts

A. Chaque jour

B. Jamais

C. Occasionnellement

17. Et le tabac ?

A. Je fume quotidiennement

B. Jamais (ou j'ai arrêté)

C. Occasionnellement

18. Mon moteur dans la vie, c'est

A. D'avoir des responsabilités, du pouvoir, de la reconnaissance

B. De vivre des sensations fortes, de ne pas perdre de temps

C. De me sentir bien, en harmonie avec ce qui m'entoure

19. Quand je suis seul.e

A. J'en profite !

B. J'allume la télé, ça me fait une présence

C. J'appelle des amis

20. Avez-vous confiance en vous ?

A. Tout à fait

B. Pas du tout

C. Je ne me pose pas la question

21. Face à une contrariété

A. Je m'énerve, je ne supporte pas que les choses se passent mal

B. Je change mes plans, je ne peux rien y faire

C. Je cherche une solution, sinon je change mes plans

Résultats

	A	B	C
1	★	💧	🍃
2	🍃	★	💧
3	🍃	★	💧
4	💧	🍃	★
5	★	🍃	💧
6	🍃	★	💧
7	🍃	💧	★

8	★	💧	🍃
9	🍃	★	💧
10	★	🍃	💧
11	★	🍃	💧
12	🍃	💧	★
13	🍃	★	💧
14	★	🍃🍃	🍃
15	🍃	★	★★
16	★★	🍃	💧
17	★	🍃	💧
18	★★	★	🍃
19	🍃	💧	★
20	★	💧	🍃
21	★	💧	🍃

Une majorité de ★

Adrénaline, sensations fortes et tension sont au rendez-vous. Il est temps de prendre le temps, de prendre soin de vous et pourquoi pas de prendre rendez-vous avec un naturopathe pour un bilan approfondi.

Une majorité de 💧

Vous manquez parfois d'entrain et de motivation, votre alimentation pourrait être optimisée pour gagner en vitalité.

Une majorité de 🍃

Équilibre et sérénité sont au rendez-vous ! Acteur de votre santé, vous adoptez une bonne hygiène de vie. Continuez à observer ce qui est bon pour vous, ce qui vous fait du bien, à écouter les signaux que votre corps vous envoie.

POURQUOI L'EXERCICE PHYSIQUE EST INDISPENSABLE

Vous le savez, la pratique régulière d'une activité physique est bénéfique pour la santé. Vous l'avez entendu partout, les médecins, journalistes, spécialistes en tout genre le répètent : le sport permet de rester en bonne santé ! L'activité physique est indissociable de la vie. Le mouvement est instinctif chez les animaux. Notre mode de vie nous a parfois éloigné de notre nature profonde et nous pouvons oublier que le corps humain est « programmé » pour vivre en mouvement jusqu'à la fin de sa vie. C'est en maintenant ce mouvement, chaque jour, que nous entretenons notre corps et notre mobilité, qui est aussi essentielle à la santé et à la force vitale qu'une alimentation adéquate, un sommeil réparateur et un bon équilibre psychique. Sans mouvement ni activité physique le corps décline.

Il n'est pas question de pratique excessive ou de sport de compétition (qui peuvent être néfastes pour le corps et les articulations) mais de pratique régulière et suffisante : marche rapide, vélo, natation, monter les escaliers, se promener le week-end, faire du yoga, de la gym, du Pilates, jouer au ballon, danser, bouger, prendre plaisir à mobiliser son corps !

La pratique régulière d'activités physiques et de mouvements :

- augmente la circulation sanguine et lymphatique ainsi que le métabolisme et régule la glycémie ;
- est indispensable à une bonne digestion, assimilation, et à la capacité de l'organisme d'éliminer, est favorable à un bon transit ;
- fortifie les vaisseaux, améliore le fonctionnement cardiaque ;
- améliore la respiration (la capacité à utiliser l'oxygène de l'air) ;
- fortifie les muscles, indispensables à une bonne posture (le muscle est le moteur du mouvement) ;
- est indispensable à la croissance osseuse, la souplesse des articulations et des ligaments ;
- apporte du bien-être lié à la production d'endorphines, améliore la qualité du sommeil.

L'exercice physique est indissociable de la respiration. Notre cerveau consomme 20 à 30 % de notre oxygène ! Cet oxygène est indispensable au bon fonctionnement de notre système immunitaire, mais aussi pour brûler les calories et apporter de l'énergie aux organes. La respiration profonde permet le travail du diaphragme, le principal muscle inspirateur, moteur de la respiration. Nous respirons environ 25 000 fois par jour. Mais à quel moment de la journée respirons-nous profondément, pleinement ?

Aérez chaque jour les pièces dans lesquelles vous vous trouvez pour assainir l'air.

Respirez profondément pendant quelques minutes, plusieurs fois par jour, fenêtre ouverte (si vous habitez dans un endroit non pollué).

Pratiquez une activité de plein air chaque jour, marche rapide, promenade en forêt, etc.

Troisième partie

Naturopathie évolutive

INTRODUCTION

La naturopathie évolutive est un mode alimentaire et d'hygiène de vie que j'ai mis en place avec le temps et les retours de mes clients. Elle intègre les grands principes de la nutrition et de la naturopathie, adaptés à nos modes de vie. Cette partie vous est proposée sous forme de fiches qui permettent de retrouver rapidement les informations essentielles pour mettre en œuvre ce mode alimentaire et pour que vous puissiez vous y référer librement.

Sans exclusion ni principes rigides, la naturopathie évolutive, tout en accordant une importance centrale à l'alimentation et aux principes de la naturopathie, autorise une certaine souplesse et évite ainsi une rigidité excessive (parfois justifiée par des problématiques spécifiques) tout aussi néfaste pour la santé et l'harmonie qu'une alimentation déséquilibrée.

Les découvertes récentes de la science dans le domaine de la nutrition et de la santé, la place des oméga-3 dans l'alimentation et leurs bienfaits pour le cerveau et la mémoire, les liens entre l'intestin et le cerveau et les bonnes pratiques pour préserver son intestin sont intégrés dans la naturopathie évolutive.

La plupart des cellules d'un corps humain ont moins de deux ans. Votre intestin se renouvelle intégralement tous les trois jours. Il en faut dix pour renouveler les cellules de la rétine. Votre foie, votre pancréas, votre rate et vos poumons sont intégralement renouvelés en 300 à 500 jours. Même votre squelette est intégralement régénéré tous les dix ans. Le vieillissement n'est donc pas lié à l'usure de votre corps, mais bien à ce que vous en faites.

Le vieillissement prématuré est dû à des déséquilibres ou des carences qui empêchent les organes de se régénérer correctement.

FICHE PRATIQUE N° 1 : PROGRAMME ALIMENTAIRE

Les grands principes à respecter

Spécificité

▶ Consommer majoritairement des aliments spécifiques (c'est-à-dire adaptés) à l'être humain : du plus spécifique au moins spécifique : des fruits, des légumes, des graines et de la viande.

▶ Adopter les fruits et les légumes de saison.

Non-dénaturation des aliments

▶ Les aliments sont peu transformés. S'ils nécessitent une cuisson, celle-ci sera douce : basse température qui consiste à cuire sans dépasser 45° C (on peut utiliser une sauteuse avec un couvercle en verre pour cuire à l'étouffée, à feu très bas), ou vapeur douce (idéalement 80° C, 95° C au plus).

Apport de lipides adéquat

Varier les sources d'acides gras (lipides), en veillant à ne jamais descendre sous le seuil de 1 g par kilo de poids et par jour, avec une répartition entre :

▶ acides gras saturés (AGS) : 25 % (beurre, fromage, viande...) ;

▶ acides gras mono-insaturés (AGMI) : 50 à 55 % (huile d'olive, amandes, noisettes, graisse de canard...) ;

▶ acides gras polyinsaturés (AGPI) : 25 % (poisson, noix, huile de lin, de chanvre, pourpier, mâche...).

Glucides à faible index glycémique

▶ Consommer majoritairement des aliments à faible index glycémique : légumes, fruits oléagineux, légumineuses, céréales complètes, fruits rouges, poires, agrumes, pommes, prunes, raisin...

Protéines variées

▶ Varier les sources de protéines : œufs, poisson, crustacés, viande, fromage, légumineuses, céréales complètes, tofu, amandes, noix, graines de lin, spiruline...

Des minéraux et vitamines

▶ Grâce à une alimentation variée : fruits et légumes crus et cuits, herbes aromatiques, céréales complètes, fruits oléagineux et fruits secs, protéines...

Équilibre acido-basique

▶ L'apport d'aliments alcalins (fruits et légumes, cuits et crus) devra représenter la moitié de la ration alimentaire.

FICHE PRATIQUE N° 2 : UNE SEMAINE TYPE

Une semaine de repas qui respectent les grands principes de la naturopathie évolutive, sans exclusion et adaptés au mode de vie moderne

Tous les repas proposés sont prévus pour être réalisés en moins de 30 minutes. L'astérisque indique que vous trouverez cette recette dans la fiche suivante.

Lundi

▶ *Petit-déjeuner :* pain intégral, fromage de chèvre avec graines germées, une poignée d'amandes trempées la veille, kiwi, thé léger

▶ *Déjeuner :* salade de mâche et noix avec huile de noix, citron et fleur de sel, quinoa, riste d'aubergines, filet de poulet

▶ *Collation :* une poire

▶ *Dîner :* soupe maison courgettes et champignons de Paris avec un filet d'huile de noisette, fromage blanc de brebis au miel

Mardi

▶ *Petit-déjeuner :* miam aux fruits*, tisane gingembre citron

▶ *Déjeuner :* smoothie vert, cabillaud poché avec purée de patates douces, crumble cru rapide*

▶ *Collation :* une banane

▶ *Dîner :* courge spaghetti au parmesan, salade mâche et noix

Mercredi

▶ *Petit-déjeuner :* crème d'amarante*, smoothie vert kiwi, pomme et épinards

▶ *Déjeuner :* lentilles corail et légumes à la crème de coco et au curry, yaourt de brebis au miel

▶ *Collation :* un kiwi + 10 amandes

▶ *Dîner :* salade de courgettes crues au curry, quinoa, raisins secs, graines de tournesol + galettes de pois chiches*

Jeudi

▶ *Petit-déjeuner :* miam aux fruits*, thé vert matcha

▶ *Déjeuner :* salade de lentilles germées*, houmous et endives

▶ *Collation :* yaourt au lait de coco*

▶ *Dîner :* flan de légumes au piment d'Espelette*, salade composée (rougette, betterave crue en lamelles, carottes râpées), crème glacée aux fruits*

Vendredi

▶ *Petit-déjeuner :* galettes de sarrasin*, un peu de miel et des noix, thé léger

▶ *Déjeuner :* taboulé de brocoli*, poisson et endives braisées, purée de pommes de terre

▶ *Collation :* crème de chia*

▶ *Dîner :* soupe crue poivrons jaunes*, fondue de poireaux au fromage de chèvre, poire pochée

Samedi

▶ *Petit-déjeuner :* smoothie banane poire, flocons d'avoine et lait végétal avec une cuillère à soupe de fruits oléagineux

▶ *Déjeuner :* pâtes de sarrasin avec ratatouille et parmesan, mousse chocolat pralin au tofu soyeux*

▶ *Collation :* clémentines

▶ *Dîner :* haricots blancs à la tomate et au poivron, salade verte

Dimanche

▶ *Petit-déjeuner :* œufs brouillés au saumon, galettes à la châtaigne*, noix, infusion de gingembre frais

▶ *Déjeuner :* salade thaïe de patate douce crue et amandes*, émincé de bœuf au soja, citron vert et coriandre, cookies banane coco choco*

▶ *Collation :* salade de fruits gourmande d'hiver*

▶ *Dîner :* soupe de courge butternut au curry*, salade de mâche au roquefort et noix, huile de noix et citron

FICHE PRATIQUE N° 3 : MES RECETTES FÉTICHES

Une sélection de recettes faciles à réaliser, pour expérimenter des saveurs saines et gourmandes

Rapides et simples, majoritairement végétales, souvent sans cuisson pour préserver la vitalité des produits utilisés, ces recettes accompagnent mon quotidien.

Vegan, sans gluten et cru

Taboulé de brocoli

Pour 4 personnes

- 1 petit brocoli
- Des olives noires
- Des tomates séchées
- Huile d'olive, citron pressé, sel

Hacher le brocoli cru au robot (cela donne une « semoule » de brocoli).

Couper les olives noires et les tomates séchées en petits morceaux (quantité selon votre goût ; je mets une vingtaine d'olives et une dizaine de tomates séchées).

Mélanger le tout en ajoutant 2 cuillères à soupe d'huile d'olive, du sel et un peu de jus de citron.

Mousse avocat citron vert

Pour 4 verrines (ou 3 ramequins) :

- 2 gros avocats écrasés en purée
- Le jus d'1 citron vert + zestes (ou ½ citron jaune + ½ citron vert selon votre goût)
- 20 cl de lait de coco cuisine bio
- 3 cuillères à soupe de miel liquide

Passer le tout au robot avec le disque pour monter en neige, cela donnera une texture mousseuse.

Mettre dans les verrines ou les ramequins et réserver au réfrigérateur au moins 3 heures.

Mousse chocolat pralin au tofu soyeux

Pour 6 ramequins :

- 400 g de tofu soyeux
- 150 g de chocolat noir pâtissier bio de qualité
- 50 g de pralin

Faire fondre le chocolat avec un peu de lait végétal puis ajouter le tofu et le pralin. Mixer le tout et verser dans des verrines, réserver au réfrigérateur une nuit.

Crème glacée aux fruits

Pour 4 personnes :

- 450 g de fruits congelés (fruits rouges, framboises, mangue...)
- 2 bananes en morceaux

Passer le tout au mixeur et servir immédiatement.

Salade thaïe de patate douce crue et amandes

Pour 3/4 personnes :

- 1 grosse patate douce
- 1 courgette
- 3 feuilles de salade verte coupée en lamelles
- 1 échalote
- 1 citron

Pour la sauce :

- 60 g d'amandes non salées
- 1 échalote
- 1 gousse d'ail
- 1 morceau de gingembre frais
- 1 cuillère à soupe de miel liquide
- 4 cuillères à soupe d'huile de sésame
- 2 cuillères à soupe de sauce soja
- 3 cuillères à soupe de jus de citron

Éplucher et râper la patate douce et ajouter le citron pressé. Bien mélanger, couvrir et mettre au réfrigérateur une nuit (ou une journée si vous préparez la salade le matin pour le soir).

Juste avant de servir, ajouter la courgette en lamelles (à l'économe), la salade en lamelles et l'échalote hachée.

Préparer la sauce au mixeur en ajoutant les ingrédients un à un : les amandes, puis l'échalote, l'ail, le gingembre épluché et coupé en petits morceaux, le miel, l'huile de sésame, la sauce soja et le jus de citron.

Bien mélanger la sauce avec la salade.

Salade de lentilles germées

Pour 4 personnes :

- 200 g de lentilles vertes bio
- 1 concombre
- Quelques brins de menthe fraîche
- Sel
- Vinaigrette à l'huile de colza, moutarde et citron

La veille, faire germer les lentilles (les rincer et mettre la passoire à égoutter au-dessus d'une casserole et couvrir toute la nuit).

Éplucher le concombre et enlever les graines, puis le couper en petits dés. Ciseler la menthe, mélanger le tout et assaisonner.

Soupe crue poivrons jaunes

Pour 4 petites verrines :

- 2 poivrons jaunes
- 1 petit avocat
- Du jus de citron
- Curry indien

Couper en morceaux et mixer au blender.

Salade gourmande de fruits d'hiver

Pour 4 personnes :

- 1 banane
- 1 poire
- 1 kaki pas trop mûr
- 1 pomme
- 1 kiwi
- 1 avocat
- Purée d'amandes complètes
- Graines (amandes, courge, tournesol...)
- Fruits secs (cranberries, raisins...)

Couper les fruits en morceaux et les répartir dans des ramequins.

Ajouter 1 cuillère à soupe de purée d'amandes complètes par ramequin, des graines (amandes, courge, tournesol...) et quelques fruits secs (cranberries, raisins...).

Crumble cru rapide

Pour 4 personnes :

- 4 pommes de taille moyenne
- Une douzaine d'abricots secs
- Noisettes
- Sucre complet

Mixer grossièrement les pommes et les abricots secs et les mettre dans des verrines.

Mixer des noisettes avec un peu de sucre complet et répartir ce mélange sur les fruits.

Vegan et sans gluten

Brownie à la patate douce (recette d'Esther)

Pour 6/8 personnes :

- 250 g de patates douces
- 100 g de farine de sarrasin
- 14 dattes
- 60 g d'huile de coco
- 3 cuillères à soupe de poudre de cacao non sucrée
- 30 g de noix de pécan
- 40 g de sucre de coco
- 80 g de poudre d'amande
- vanille liquide

Faire cuire à l'eau les patates douces pendant 20 minutes.

Pendant ce temps, mettre les dattes dénoyautées à tremper dans de l'eau tiède 20 minutes pour les ramollir.

Couper les noix de pécan en morceaux.

Préchauffer le four à 180 °C.

Mixer les patates douces avec les morceaux de dattes jusqu'à obtenir une base bien homogène et mélanger avec le reste des ingrédients (chauffer un peu l'huile de coco pour qu'elle soit liquide).

Cuire 20 minutes.

Cookies banane coco choco

Pour 6 personnes :

- 2 bananes
- 80 g de poudre de noix de coco râpée (quantité à ajuster en fonction de la taille des bananes : le mélange doit former une pâte compacte)
- 6 carrés de chocolat noir bio minimum 70 % de cacao

Écraser la banane et mélanger avec la noix de coco râpée.

Faire des boulettes et les déposer sur une feuille de papier cuisson sur la plaque du four. Aplatir un peu pour faire des galettes assez épaisses pour y enfoncer un carré de chocolat.

Cuire au four 15 minutes (chaleur tournante) à 180 °C.

Yaourt au lait de coco

Pour 6/7 pots :

- 2 boîtes de 400 cl de lait de coco bio
- 1 ferment bio pour « lait végétal » (ou un yaourt d'une précédente fournée)
- 1 cuillère à café d'agar-agar bio

Dans une casserole, porter le lait de coco à ébullition puis ajouter l'agar-agar en remuant bien. Couvrir et laisser refroidir à la température de 37 °C environ (vérifier avec un thermomètre de cuisson ou en mettant le doigt).

Ajouter le ferment et bien mélanger le tout.

Verser dans les pots et mettre dans la yaourtière pendant 10 à 12 heures.

Les yaourts se conservent ensuite au réfrigérateur plusieurs jours (mettre un couvercle ou du papier alimentaire dessus).

Soupe de courge butternut au curry

Pour 6 personnes :

- 1 courge butternut de taille moyenne
- Crème d'avoine bio
- Ail
- Huile d'olive
- Bouillon de légumes en poudre bio
- Curry

Couper la courge en morceaux avec la peau.

Faire revenir dans une marmite les morceaux de courge avec un peu d'huile d'olive et d'ail écrasé à feu doux puis couvrir d'eau (à peine) et ajouter 2 cuillères à café de bouillon de légumes.

Cuire doucement puis mixer et ajouter une pointe de curry et de la crème d'avoine bio.

Pour le petit-déjeuner

Crème d'amarante

Pour 6 ramequins :

- 1 verre à eau de graines d'amarante
- 1 verre à eau de lait d'amande
- 2 cuillères à café de miel

Mettre l'amarante avec le lait dans une casserole, cuire à feu doux jusqu'à absorption du lait.

Ajouter le miel, mélanger.

Hors du feu, couvrir et laisser gonfler 5 minutes.

Ajouter quelques fruits oléagineux (amandes, noix, noisettes...).

Miam aux fruits de France Guillain

Pour 1 personne :

- ½ banane
- 1 cuillère à soupe d'huile de lin
- 1 cuillère à soupe de graines de sésame et de lin moulues (moitié moitié)
- 1 petite cuillère à soupe de graines oléagineuses (tournesol, amandes, noix, macadamia)
- le jus d'1/2 citron, soit 2 cuillères à café

Écraser à la fourchette la banane jusqu'à obtenir une purée parfaitement lisse.

Ajouter l'huile de lin et mélanger jusqu'à ce que l'huile disparaisse.

Ajouter les graines et le jus de citron. Bien mélanger.

Répartir sur ce mélange des fruits coupés en morceaux (sauf orange, pamplemousse, pastèque, melon : ils sont à digestion trop rapide mais pourront être consommés seuls à d'autres moments, pas de fruits séchés).

Crème de chia

Pour 1 personne :

- 1 verre de lait végétal
- 2 cuillères à soupe de graines de chia
- 1 cuillère à café de miel

Mélanger les ingrédients et réserver au réfrigérateur au moins 30 minutes, mélanger une à deux fois pour bien répartir les graines de chia dans le mélange.

Cette version peut être réalisée plus rapidement avec du lait chaud. Dans ce cas, attendre quelques minutes et remuer avant de consommer.

Préparation de fruits

Pour 1 personne :

- 1 petit avocat
- 1 kiwi
- 1 petite banane
- 1 petite cuillère à soupe de purée d'amandes complètes
- 1 cuillère à soupe de graines et fruits oléagineux (noix, graines de tournesol…)

Couper les fruits en morceaux.

Ajouter la purée d'amandes complètes ainsi que les graines et les fruits. Mélanger le tout et déguster.

Les galettes

Galettes de sarrasin

Pour 2 galettes :

- 60 g de farine de sarrasin
- 1 œuf
- 10 cl d'eau froide
- 2 pincées de sel

Bien mélanger tous les ingrédients au fouet et, si possible, laisser reposer au réfrigérateur pendant 1 à 2 heures avant de faire cuire dans une poêle légèrement huilée.

À garnir pour une version salée ou sucrée, ou pour le petit-déjeuner.

Galettes de pois chiches

Pour 2 galettes :

- 60 g de farine de pois chiches
- 2 cuillères à soupe d'huile d'olive
- Une bonne pincée de sel
- Environ 20 cl d'eau froide, selon la texture désirée

Bien mélanger tous les ingrédients au fouet.

Cuire dans une poêle légèrement huilée, bien chaude.

Délicieuses en accompagnement d'un plat de légumes ou d'une salade.

Galettes à la châtaigne

Pour 4 personnes :

- 100 g de farine de châtaigne
- 80 g de farine de blé complète
- Une bonne pincée de sel
- 6 cuillères à soupe d'huile d'olive
- Un peu de cumin

Bien mélanger tous les ingrédients, ajouter un peu d'eau pour former la pâte.

Pétrir puis étaler la pâte sur du papier sulfurisé et découper des carrés.

Cuire 15 minutes à 180 °C à chaleur tournante.

Pour remplacer le pain et/ou les céréales lors d'un repas.

Avec des œufs

Flan de légumes au piment d'Espelette

Pour 6 personnes :

- 3 œufs
- 1 grand bocal de riste d'aubergines bio
- 1 cuillère à café de piment d'Espelette
- 1 cuillère à soupe de crème végétale (avoine par exemple)

Mélanger tous les ingrédients et les verser dans un moule à cake légèrement huilé (huile olive).

Cuire au four à 180 °C pendant 45 minutes.

Flan soja banane choco

Pour 6 personnes :

- 1 pot de yaourt soja banane de 400 g (en magasin bio)
- 3 œufs
- 2 bananes
- ½ tablette de chocolat noir bio

Battre les œufs puis ajouter le pot de yaourt soja banane. Bien mélanger.

Mettre dans un plat à gâteau puis répartir des rondelles de bananes sur le dessus (elles vont s'enfoncer dans la préparation) et ajouter des carrés de chocolat noir.

Cuire au four à 180 °C pendant 45 minutes.

Cette préparation se décline avec soja ananas + ananas au sirop et coco râpée ou soja myrtille + fruits rouges (ou toute autre inspiration du jour).

FICHE PRATIQUE N° 4 : MATIÈRES GRASSES ET CUISINE SAINE

Les huiles et leurs usages en cuisine

Choisir une huile ou une matière grasse pour la cuisine, tout en conciliant plaisir et santé, peut devenir un véritable casse-tête. Voici quelques repères pour vous guider dans votre choix.

En général, l'apport en acides gras saturés est largement couvert par l'alimentation (fromage, beurre, viande, charcuteries). Nous privilégierons donc les acides gras mono-insaturés et polyinsaturés.

Dans les acides gras polyinsaturés, on distingue les oméga-3 et les oméga-6. Une proportion de cinq oméga-6 pour un oméga-3 est recommandée. Comme l'alimentation apporte par ailleurs des oméga-6 (viande, volaille par exemple), on tiendra compte de cet apport dans le choix des huiles en privilégiant les plus riches en oméga-3 dans les crudités.

L'utilisation d'une matière grasse saturée en cuisine devra rester exceptionnelle.

L'huile de coco

Extraite par pression de la chair de la noix de coco, l'huile de coco est composée à 100 % d'acides gras, comme toutes les huiles, mais contient majoritairement des acides gras saturés (à température ambiante, elle est solide).

Les acides gras saturés de l'huile de coco sont particuliers ! Ils sont plus vite métabolisés, apportent plus vite de l'énergie aux cellules, sont plus difficiles à stocker et plus faciles à brûler que les autres.

On appelle ces acides gras particuliers « triglycérides à chaîne moyenne » (TCM). Leur absorption intestinale ne nécessite ni l'action de la bile ni celle des sucs pancréatiques, ce qui explique ces particularités et en fait une matière grasse de choix pour les cuissons ou pour les personnes ayant des difficultés d'absorption des graisses.

Le beurre clarifié, une bonne alternative

Si vous ne pouvez pas vous passer de beurre avec votre steak, utilisez du beurre clarifié (ghee en Inde), qui présente l'avantage de supporter des températures plus élevées (180 °C).

Faire fondre du beurre « classique » dans une casserole à feu très doux et sans remuer. La caséine (protéine du lait) forme une mousse à la surface. Sous cette caséine, il y a le corps gras (lipides), et en dessous le petit-lait. Enlever en surface cette mousse. Ôter le corps gras en le versant avec délicatesse dans un autre récipient et en laissant au fond le petit-lait. Le corps gras obtenu est ce qu'on appelle du beurre clarifié (qui se conserve) qui est un gras saturé (donc à utiliser avec modération).

Repères pour la cuisine

▶ **Privilégiez une huile vierge ou extra-vierge** parce qu'elle préserve la teneur en vitamine E, polyphénols et antioxydants ainsi que les précieux oméga-3.

▶ **Pour la friture ou la cuisson dans une poêle chaude**, l'huile de coco ou l'huile d'olive vierge ou extra-vierge biologiques seront parfaites. Vous pouvez aussi utiliser du beurre clarifié. Dans tous les cas, limitez la température de friture à 180 °C ou bien utilisez une huile raffinée (de coco ou un mélange d'huiles réservé à cet effet).

▶ **Pour la cuisson douce,** l'huile d'olive extra-vierge, l'huile de noix, l'huile de tournesol oléique vierge, l'huile de noisette.

▶ **Pour l'assaisonnement,** les huiles de lin et de cameline, les plus riches en oméga-3, associées à l'huile d'olive, l'huile de colza ou l'huile de chanvre qui a un très bon ratio oméga-3/oméga-6.

FICHE PRATIQUE N° 5 : LES SUCRES

Comprendre les différents sucres pour mieux les utiliser en cuisine et au quotidien

Principal carburant de l'organisme, les sucres (ou glucides) ont un rôle énergétique majeur. Les glucides doivent être apportés par des aliments complets, à faible index glycémique (légumineuses, céréales complètes, pain complet...) ou des fruits frais de saison (pas de jus de fruits ou préparation de fruits, trop concentrés en sucre, même naturel).

Pensez aux légumes sucrés, comme la carotte, la betterave ou la châtaigne qui peuvent sucrer un gâteau ou du pain tout en préservant un faible index glycémique et donc l'organisme.

Occasionnellement et en petite quantité, les sucres ajoutés peuvent être associés à d'autres aliments ou préparations culinaires, à condition de choisir un sucre naturel, à faible index glycémique et riche en minéraux. Cette considération exclut le sucre blanc, qui provient de la betterave sucrière ou de la canne à sucre et est composé de saccharose (une molécule constituée de fructose et de glucose). Il est totalement dépourvu de minéraux et de vitamines et a une forte incidence sur la glycémie. Le sucre roux ou la cassonade sont tout aussi néfastes : ce ne sont rien d'autre que du sucre blanc (donc raffiné) et recoloré !

	IG[5]	Présentation	Pouvoir sucrant[6] Équivalent sucre blanc	Qualités nutritionnelles	Goût, saveur	Usage
Sucre de canne complet (rapadura par exemple)	70	Poudre	Faible. 80 g : moins sucrant mais plus complet, donc plus épais, que le sucre blanc. Dans un gâteau, le goût sera moins sucré mais la saveur plus caramélisée.	Potassium, phosphore, magnésium, calcium	Caramel	Yaourt, pâtisseries

5. Index glycémique indicatif (les valeurs varient selon la provenance, la plante, la fleur...)

6. Le pouvoir sucrant détermine la quantité à utiliser pour une préparation. Par exemple, la quantité de miel dans une recette peut être réduite de 1/3 par rapport à son équivalent en sucre (100 g de sucre = 70 g de miel). Il est donné à titre indicatif, à vous d'adapter selon votre goût.

Miel	55 en moyenne (variable selon fleurs ou plantes)	Crémeux ou liquide	Fort 60 à 70 g	Potassium, calcium, magnésium, phosphore, iode, vitamines du groupe B, propriétés antiseptiques +/- selon fleurs. Le miel contient des sucres différents : fructose, glucose, galactose, maltose et saccharose. Choisir un miel bio, non chauffé.	Variables selon les fleurs, plantes, régions	Yaourt, pâtisseries, caramélisation de préparations salées, boissons. Pour la cuisson, préférer un miel liquide, plus riche en fructose, qui ne cristallisera pas. En revanche, s'il ne nécessite pas de cuisson, un miel crémeux qui contient moins de fructose sera plus intéressant.

	IG	Présentation	Pouvoir sucrant Équivalent sucre blanc	Qualités nutritionnelles	Goût, saveur	Usage
Sirop d'agave	20	Liquide	Faible 75 g	Sodium principalement. Constitué majoritairement de fructose, qui entraîne une élévation du taux de graisses dans le foie, le sirop d'agave est une fausse bonne idée pour la santé, surtout consommé régulièrement.	Neutre	Cuisson douce

Sirop d'érable	65	Liquide	Fort 75 g	Potassium, magnésium, calcium, zinc, phosphore, vitamines du groupe B, enzymes	Saveur caractéristique propre au sirop d'érable	Yaourt, pâtisseries
Stevia	0	Poudre, feuilles séchées, comprimés, liquide	Fort (feuilles)/ très fort (comprimés, ou autres formes) 30 à 50 g	Calcium, potassium. Attention aux additifs ajoutés dans certains compléments de stevia, préférez la stevia pure.	Réglisse	Édulcorant naturel pour boissons chaudes, pâtisseries

	IG	Présentation	Pouvoir sucrant Équivalent sucre blanc	Qualités nutritionnelles	Goût, saveur	Usage
Sucre de fleur de coco	35	Poudre, liquide	Faible 130 g	Fibres, potassium, phosphore, magnésium, fer, zinc, vitamine C. Contient 50 % de fructose, ce qui est un frein à une consommation régulière.	Caramel léger	Résiste à la chaleur, peut être utilisé en pâtisserie, mais aussi pour sucrer un yaourt ou dans une boisson
Sirop de céréales (blé, riz, orge)	100	Sirop	Faible 130 g	Potassium, magnésium, calcium, enzymes. Obtenus par fermentation de l'amidon des céréales. Goût neutre pour le sirop de blé.	Neutre pour le sirop de blé, assez prononcé pour le sirop de riz	Préparation culinaire, cuisson (texture très fluide à prendre en compte)

Les polyols, édulcorants naturels ?

Sorbitol, mannitol, xylitol, erythritol... sont des sucres, dérivés de produits naturels certes, mais qui subissent des transformations chimiques telles que ces sucres, à l'arrivée, n'ont plus rien de naturel !

Malgré un attrait certain du fait de leur faible apport calorique, ces édulcorants restent des produits de synthèse. En excès ou sur des intestins sensibles, ils peuvent provoquer des troubles intestinaux. Cependant, certains peuvent présenter un intérêt pour les personnes diabétiques en raison de leur faible impact sur la glycémie. On retiendra pour cet usage l'erythritol qui ne provoque pas de troubles digestifs.

La question du fructose

Le fructose est le sucre que l'on trouve dans les fruits. Il est plus sucrant que le saccharose (sucre de canne ou de betterave sucrière), plus faible en calories et son index glycémique est beaucoup plus bas. Pour ces raisons, il a été très utilisé par les industriels, notamment pour les biscuits ou pâtisseries industrielles, les confitures ou les glaces.

Or, on sait aujourd'hui que le fructose fait le « foie gras » s'il est apporté en quantité trop importante pour être métabolisé par le foie. Il pourrait même à long terme avoir un impact négatif sur la prise de poids et sur le diabète ! Une raison supplémentaire pour éviter toute consommation de produits industriels !

Le fructose apporté par les fruits non transformés est assimilé lentement, du fait de la présence de fibres. En outre, la proportion de fructose dans un fruit est faible (de l'ordre de 10 %), il sera donc assimilé et métabolisé par le foie. C'est uniquement en cas d'apport de fructose à fortes doses qu'il devient nocif pour la santé, ce qui n'est jamais le cas avec les fruits.

En conclusion

- **Le sucre complet, type rapadura, peut être utilisé occasionnellement.** Son index glycémique est trop élevé pour un usage régulier, mais sa teneur en minéraux le rend plus intéressant que du sucre raffiné.
- **Attention aux faux amis, tel le sirop d'agave.** Malgré son faible index glycémique, il est à éviter du fait de sa forte teneur en fructose, tout comme, dans une moindre mesure, le sucre de fleur de coco.
- **Le miel bio non chauffé** est un produit naturel non transformé, qui remplace avantageusement le sucre dans une boisson, un yaourt ou en pâtisserie.

FICHE PRATIQUE N° 6 : LES CÉRÉALES

Les différentes céréales, leur apport nutritionnel et les façons de les cuisiner

Les céréales complètes contiennent naturellement des vitamines du groupe B, de la vitamine E, des protéines et des fibres. Leur index glycémique est plus bas que les céréales raffinées.

À titre de comparaison, vous trouverez page suivante un tableau mettant en parallèle la richesse en nutriments[7] du riz complet et du riz blanc. Vous constaterez qu'il n'y a que des avantages à consommer le riz et les pâtes complètes, et à découvrir des céréales moins consommées et pourtant riches en nutriments et en goût : avoine, riz brun, riz thaï, riz sauvage (une céréale proche de l'avoine), millet, sarrasin, orge, amarante, épeautre, blé complet, kamut, quinoa... Partez à la découverte de nouvelles saveurs !

7. Données issues de la table Ciqual publiée par l'Agence nationale de sécurité sanitaire de l'alimentation, de l'environnement et du travail.

	Riz complet cuit	Riz blanc
Énergie (Kcal/100 g)	158	144
Index glycémique	50	70
Protéines (g/100 g)	3,21	2,92
Glucides (g/100 g)	32,6	31,8
Fibres alimentaires (g/100 g)	2,3	0,8
Vitamine B9 ou folates totaux (µg/100 g)	29,4	9,9
Vitamine B3 ou PP ou niacine (mg/100 g)	0,25	0,16
Vitamine B5 ou acide pantothénique (mg/100 g)	0,38	0,21
Vitamine B6 (mg/100 g)	0,049	0,029
Calcium (mg/100 g)	13	14
Magnésium (mg/100 g)	49	7,1
Phosphore (mg/100 g)	120	35
Potassium (mg/100 g)	43	16
Zinc (mg/100 g)	0,62	0,26

	Flocons d'avoine	Blé complet (pâtes ou semoule) cuit	Petit épeautre (engrain)	Orge mondée cuite	Farine de seigle
Énergie (Kcal/100 g)	367	144	130	123	266
Index glycémique	60	37	45 (farine d'épeautre intégrale)	25	40
Protéines (g/100 g)	13,3	5	5,6	2,26	5,5
Intérêt nutritionnel[8]	Excellente source de phosphore (422 mg/100 g) et de fer (4,05 mg/100 g)	Assez riche en fibres et en protéines	Assez riche en fer (1,7 mg/100 g) et en phosphore (150 mg/100 g)	Riche en fibres et avec une teneur en fer intéressante (1,33 mg/100 g)	Riche en fibres

8. Toutes les céréales contiennent des vitamines du groupe B et des minéraux, il est indiqué ici les apports nutritionnels spécifiques.

	Flocons d'avoine	Blé complet (pâtes ou semoule) cuit	Petit épeautre (engrain)	Orge mondée cuite	Farine de seigle
Consommation	Petit-déjeuner, avec du lait végétal et des fruits oléagineux. Le gluten de l'avoine n'a pas la même composition que celui du blé, de l'orge ou du seigle. La tolérance semble meilleure. Toutefois, il est déconseillé pour les personnes atteintes de la maladie cœliaque, notamment du fait de la contamination possible par le blé, l'orge et d'autres grains.	Pâtes complètes, semoule complète, pain complet.	Farine pour la réalisation de pains, biscuits, gâteaux. En semoule pour accompagner des légumes ou de la viande. Flocons pour le petit-déjeuner. Ancêtre du blé, le petit épeautre a une teneur en gluten plus faible (7 %) que ce dernier. On trouve aussi du grand épeautre, qui est une espèce de blé tendre.	Il y a deux sortes d'orges : l'orge perlée, raffinée elle a perdu une bonne partie de ses nutriments, et l'orge mondée qui possède son enveloppe de son et ses éléments nutritifs. Cette céréale a un petit goût de noisette. Dans une soupe, une salade ou bien en accompagnement de légumes ou d'une viande.	Céréale proche du blé, mais moins calorique. Les pains de seigle du commerce contiennent souvent de la farine de seigle ET de la farine de blé, en quantité variable.

L'enveloppe extérieure de certaines céréales, comme le millet ou le sarrasin, doit être enlevée car elle est indigeste pour l'être humain mais ces céréales n'en demeurent pas moins complètes après que cette écorce ait été enlevée.

Le blé dur est utilisé dans la production de semoule et de pâtes. Il contient plus de gluten que le blé tendre (aussi appelé froment) mais c'est un gluten moins extensible que celui du froment, utilisé pour le pain. Il existe plus de 300 variétés de blé tendre. C'est l'utilisation que le boulanger veut en faire qui déterminera le choix.

Il existe six principaux types de farines, de la plus raffinée, qui a perdu beaucoup d'éléments nutritifs, à la plus complète, dite intégrale, qui contient toutes les parties du grain de blé et qui a gardé ses minéraux et vitamines (B et E essentiellement) :

- type 45 : farine blanche ou « fleur de farine » pour la pâtisserie ;
- type 55 : farine blanche classique destinée aux pains blancs, pâtes à tarte et pizzas ;
- type 65 : farine blanche pour pains spéciaux, pizzas, tarte ;
- type 80 : farine semi-complète (aussi appelée farine bise) utilisée pour les pains spéciaux mais qui convient parfaitement pour les tartes et pizzas ;
- type 110 : farine complète traditionnellement utilisée pour le pain complet ;
- type 150 : farine intégrale pour pain intégral ou pain au son.

Le kamut est une marque de blé dur biologique, particulièrement riche en protéines, en potassium et en phosphore.

	Sarrasin	Riz complet cuit	Quinoa cuit	Amarante	Millet cuit
Énergie (Kcal/100 g)[9]	347 (pour 100 g de farine)	157	115	358 (pour 100 g de farine)	119
Index glycémique	54	50	35	40	70
Protéines (g/100 g)	9,11	3,21	4,1	14	3,51
Consommation	Farine (galettes, pains spéciaux), pâtes de sarrasin, boulgour de sarrasin	En accompagnement, en garniture	En salade, dans des galettes, en garniture	L'amarante peut se manger soufflée, juste chauffée dans la poêle, ou en garniture (graines). La farine est utilisée dans la fabrication de biscuits et de crêpes.	En galette ou garniture

9. Pour les calories, quand la valeur est donnée pour 100 g de produit cru, il convient de diviser par trois pour obtenir le nombre de calories pour 100 g de produit cuit.

Intérêt nutritionnel[10]	Très riche en vitamine B3	Bonne teneur en calcium, fer et magnésium	Riche en protéines, sa composition en acides aminés est plus équilibrée que celle des autres céréales. C'est un aliment à recommander aux végétariens et plus largement à tous ceux qui veulent varier les sources de protéines.	Excellente source de protéines, mais aussi de fer (7,6 mg/100 g), de fibres et de vitamine B9	Très digeste

10. Toutes les céréales contiennent des vitamines du groupe B et des minéraux, il est indiqué ici les apports nutritionnels spécifiques.

Les céréales sans gluten et certains végétaux farineux permettent la fabrication de farine (par broyage). Une farine sans gluten ne permet pas à la pâte de lever (puisque c'est le gluten qui donne à la pâte son élasticité). On parle de farine non panifiable (avec laquelle on ne peut pas faire de pain). On peut les utiliser mélangées avec de la farine de blé ou bien avec des techniques particulières. Par exemple, ajoutée à la farine sans gluten, la gomme de guar donne de l'élasticité à la pâte et lui permet de lever, pour la fabrication d'un pain sans gluten.

De simples et délicieuses galettes sans gluten peuvent être réalisées avec de la farine de pois chiches ou de sarrasin. Parmi les farines sans gluten, on trouve la farine de riz, de châtaigne, de quinoa, de pois chiches et de sarrasin (aussi appelé blé noir).

FICHE PRATIQUE N° 7 : LES GRAINES GERMÉES

Les différentes graines germées, leurs bienfaits et comment les faire germer

Nous avons vu dans la partie consacrée à l'alimentation vivante (voir page 93) que la germination des graines est un processus biochimique qui transforme les nutriments présents dans la graine et en active de nouveaux.

Les graines germées sont riches en acides aminés assimilables facilement, en minéraux, vitamines, enzymes et phytonutriments. Pauvres en calories, elles peuvent être consommées chaque jour.

On les trouve déjà germées dans les magasins biologiques, ou sous forme de graines à faire germer à la maison.

La graine germe en quelques jours (graine germée), puis va produire des pousses vertes (jeunes pousses) sous l'action de la lumière. Le profil nutritionnel des jeunes pousses est différent. Plus riches en chlorophylle, les jeunes pousses sont complémentaires des graines germées.

La chlorophylle

On attribue à la chlorophylle des propriétés purifiantes et régénérantes du fait de sa structure moléculaire qui est proche de celle du sang (l'hémoglobine possède un noyau de fer alors que le noyau de la chlorophylle est un magnésium). L'hémoglobine, comme la chlorophylle, a pour fonction de transporter l'oxygène dans la plante et dans le corps. La chlorophylle purifie l'organisme et permet de lutter contre les problèmes digestifs, la constipation, la mauvaise haleine.

On trouve de la chlorophylle dans tous les légumes verts bien sûr, dans les jeunes pousses (luzerne, herbe de blé, tournesol...), mais aussi dans les algues, comme la chlorella et la spiruline.

Choisir les graines à faire germer

Presque toutes les graines peuvent être germées et consommées : graines de céréales (avoine, blé, sarrasin...) ou de légumineuses (luzerne communément appelée alfalfa, fenugrec...), fruits oléagineux (tournesol, amandes), légumes (fenouil, persil...) ou graines à mucilage (roquette, moutarde...).

Les fruits oléagineux, eux, n'ont quasiment pas de germe, mais le trempage permet de mieux les digérer. Après trempage, les fruits oléagineux se conservent deux à trois jours au plus.

Comment faire germer les graines

Le principe est de faire tremper les graines 12 heures, puis de les laisser germer dans un germoir en les rinçant une à deux fois par jour selon les variétés. Le germoir permet de laisser s'écouler l'eau excédentaire, tout en laissant respirer les graines qui ont besoin d'oxygène. Le temps de germination varie d'une espèce à l'autre. Une fois germées, les graines peuvent être conservées quelques jours au réfrigérateur.

Quand le germe apparaît, l'enveloppe extérieure se détache. Les graines peuvent être consommées. Ensuite vont apparaître les jeunes pousses, qui peuvent aussi être consommées.

Certaines graines sont si faciles à faire germer que vous n'avez pas besoin de matériel, un simple chinois posé sur un récipient suffira (lentilles ou quinoa par exemple). Pour les autres, le germoir vous facilitera la tâche (vous en trouverez dans tous les magasins biologiques). Il vous faut :

Un germoir en verre (ou un bocal en verre avec de la gaze ou une toile moustiquaire non traitée et un élastique pour un germoir fait maison) ou un germoir à plateaux qui permet de faire germer simultanément plusieurs variétés.

Les graines à mucilage nécessitent un germoir particulier. Le mucilage (substance visqueuse) des graines est libéré après trempage et empêche le bon écoulement de l'eau à travers la gaze ou à travers la grille du couvercle du germoir.

Premières graines germées en pratique

- Mettez les graines au fond de votre bocal.
- Lavez soigneusement vos graines à l'eau potable puis remettez de l'eau propre et fixez votre couvercle ou votre gaze sur l'ouverture du pot à l'aide d'un élastique.
- Laissez tremper les graines toute la nuit.
- Le lendemain matin, videz l'eau et rincez les graines jusqu'à ce que l'eau soit claire, puis égouttez les graines et inclinez le germoir à 45 degrés (les germoirs à couvercle présentent un support qui permet de poser le germoir dans cette position) de telle sorte que l'eau stagnante s'écoule. Assurez-vous que les graines soient bien réparties dans le germoir et n'obstruent pas l'ouverture car l'aération et la circulation d'oxygène permettent aux graines de germer et évitent la moisissure. Posez votre germoir à l'abri de la lumière directe.
- Rincez deux fois par jour jusqu'à germination. Lors du rinçage, démêlez les pousses pour éviter les paquets et éliminez les coques ou les graines qui n'auraient pas commencé à germer.

▶ Une fois germées, placez vos graines dans un récipient hermétique au réfrigérateur. Elles se conservent quelques jours. Vous pouvez également en laisser une partie dans le germoir, retourné, à la lumière directe, devant une fenêtre, pour voir apparaître les jeunes pousses, riches en chlorophylle.

Les graines pour démarrer (quantités pour environ 2 tasses de graines germées)

▶ **Alfalfa :** 2 cuillères à soupe, temps de germination 5 à 6 jours.

▶ **Fenugrec :** 3 cuillères à soupe, temps de germination 5 à 6 jours.

▶ **Radis :** 2 cuillères à soupe, temps de germination 5 à 6 jours.

▶ **Tournesol :** ¼ tasse, temps de germination 1 à 2 jours (jeunes pousses délicieuses).

▶ **Quinoa :** ½ tasse, temps de germination 1 à 2 jours.

▶ **Lentilles :** ¼ tasse, temps de germination 2 à 3 jours.

▶ **Pois chiches :** ¼ tasse, temps de germination 3 jours.

Trempage des fruits oléagineux

Encore plus simple, il suffit de laisser vos amandes et autres fruits oléagineux (biologiques de préférence et bien entendu non grillés et non salés) dans un récipient d'eau le temps nécessaire, puis de les rincer à l'eau claire :

▶ amandes et noisettes : 12 heures (une nuit) ;

▶ noix : 4 heures ;

▶ noix de cajou, graines de courge : 3 heures ;

▶ graines de tournesol : 2 heures.

Cette pré-germination rend les fruits oléagineux plus assimilables et plus tendres et leur confère un goût particulier. Pour les amandes, je vous conseille d'enlever la peau qui se détache facilement. Vous pouvez les conserver 2/3 jours au réfrigérateur dans un bocal en verre.

À consommer au petit déjeuner, ou dans une salade de fruits ou au gré de votre inspiration !

CONCLUSION

La vitalité est ce qui manifeste de la vie, du dynamisme, de l'énergie.

Ce qui manifeste de la vie est vivant. Être vivant signifie alors bien plus qu'exister.

Être vivant pourrait signifier avoir confiance en soi et être autonome, être conscient de la force qui nous habite, ce qui implique aussi de s'accepter sans réserve, être responsable en toutes choses, trouver un sens au travail et à l'effort et savoir dépasser la satisfaction immédiate.

Nos actions et nos intentions sont bien souvent dirigées vers l'extérieur. Prendre conscience de notre univers intérieur, c'est ressentir cette force vitale, cette vie qui est en chacun. Ce qui ne se voit pas existe bel et bien.

Un être vivant est un organisme qui est doté de la vie. Conserver cette vie, donner à son corps ce qu'il reconnaît, ce dont il est constitué, telle est la fonction de l'alimentation, qui rime avec bien-être et plaisir de se sentir vivant.

BIBLIOGRAPHIE

Dr Curtay J.-P., *L'Immuno-nutrition*, Anne Carrière, Paris, 2011.

Derrickson B., Tortora G., *Manuel d'anatomie et de physiologie humaine*, De Boeck, Bruxelles, 2009.

Fichaux B., *Métabolisme des glucides, lipides et protéines*, Formation FLMNE, 2013.

Fietta R., *Notions de santé et de maladie*, Formation FLMNE, 2013.

Franchomme P., *L'aromathérapie exactement*, Éditions Jollois, 1995.

Gagnon R., *La nutrithérapie*, Amyris, Bruxelles, 2008.

Marchesseau P. V., *Morpho-Psychologie ou lecture du caractère et des aptitudes intellectuelles par l'examen des formes du corps et du visage*, Livret 78.

Menard A., *Les Oligoéléments*, Formation FLMNE, 2013.

Dr Mouton G., Écosystème intestinal et *santé optimale*, Résurgence, 2011.

Sacco C., « Acides aminés, vitamines, minéraux & oligoéléments : Quelles sont leurs interactions & quels impacts sur la santé humaine », mémoire de fin de cursus FLMNE, 2013.

Seignalet J., *L'alimentation ou la troisième médecine*, Éditions du Rocher, 2012.

Dr Willem J.-P., *Les intolérances alimentaires : Je ne veux plus être malade !*, Guy Trédaniel Éditeur, 2012.

INDEX DES RECETTES

TABLE DES MATIÈRES

Chapitre 3

Chapitre 4

Chapitre 5

Chapitre 6

Chapitre 9

Chapitre 10

Chapitre 11

TROISIÈME PARTIE : NATUROPATHIE ÉVOLUTIVE

À PROPOS DE L'AUTEURE

Après une expérience positive de 15 ans en entreprise (communication, management et marketing), mes goûts et convictions quant à l'importance de la nutrition et d'une hygiène de vie en accord avec sa nature profonde m'ont conduite à entamer une formation en naturopathie, discipline hygiéniste intégrant une dimension d'équilibre global (physiologique, mécanique, énergétique et psychologique).

Diplômée de la Faculté libre de médecine naturelle (Paris) du Dr Jean-Pierre Willem, j'ai également suivi l'enseignement de Robert Masson (CENA) et l'enseignement de phytothérapie de Pierre Franchomme, aromatologue et pharmacologue.

J'ai ensuite choisi de poursuivre cette démarche mue par la conviction que l'être humain possède en lui toutes les ressources pour une vie harmonieuse. Je me suis également intéressée et formée à la relation d'aide, à l'hypnothérapie et à la gestion des émotions afin d'accompagner avec une approche globale les personnes qui me font confiance depuis plusieurs années.

Pour plus d'infos sur l'auteure :
hypnose-naturopathie.fr
(consultations sur rendez-vous à Versailles)

Achevé d'imprimer en avril 2019 par SEPEC
N° d'impression : 11565190302
Dépôt légal : avril 2019
Imprimé en France

IMPRIM'VERT®

PEFC 10-31-1470 / Certifié PEFC / Ce produit est issu de forêts gérées durablement et de sources contrôlées. / pefc-france.org